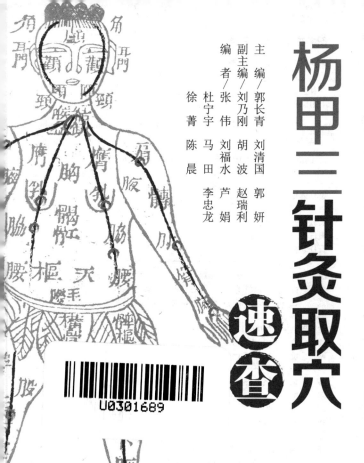

杨甲三针灸取穴速查

速查

主 编／郭长青 刘清国 郭妍

副主编／刘乃刚 胡 波 赵瑞利

编 者／张 伟 刘福水 芦 娟

杜宁宇 马 田 李忠龙

徐 菁 陈 晨

中国科学技术出版社

北 京

图书在版编目（CIP）数据

杨甲三针灸取穴速查 / 郭长青，刘清国，郭妍主编. —北京：中国科学技术出版社，2018.1（2024.6 重印）
（中医速查宝典系列）
ISBN 978-7-5046-7639-9

Ⅰ. ①杨… Ⅱ. ①郭… ②刘… ③郭… Ⅲ. ①针灸疗法－选穴 Ⅳ. ① R224.2

中国版本图书馆 CIP 数据核字（2017）第 198742 号

策划编辑	焦健姿　王久红
责任编辑	黄维佳
装帧设计	华图文轩
责任校对	龚利霞
责任印制	徐　飞

出　　版	中国科学技术出版社
发　　行	中国科学技术出版社有限公司销售中心
地　　址	北京市海淀区中关村南大街 16 号
邮　　编	100081
发行电话	010-62173865
传　　真	010-62179148
网　　址	http://www.cspbooks.com.cn

开　　本	880mm×1230mm　1/64
字　　数	242 千字
印　　张	7
版　　次	2018 年 1 月第 1 版
印　　次	2024 年 6 月第 4 次印刷
印　　刷	河北环京美印刷有限公司
书　　号	ISBN 978-7-5046-7639-9/R・2067
定　　价	45.00 元

（凡购买本社图书，如有缺页、倒页、脱页者，本社销售中心负责调换）

内容提要

　　本书为《中医速查宝典系列》丛书之一，由北京中医药大学针灸推拿学院、中国中医科学院资深专家、教授联袂精心编写。编者整理了著名针灸专家杨甲三教授的取穴方法，用 400 余幅清晰的图片对取穴方法准确地定位与描述，使读者能直观、形象地学习杨教授的取穴经验并运用于临床。同时，主要介绍了全身十四经穴，以及经外奇穴等近 400 个穴位的取穴方法。本书内容翔实，直观易学，特别适合于中医院校学生和针灸爱好者学习使用，也可供针灸临床、教学和科研工作者学习参考。

　　编者注：腧穴是人体脏腑经络气血输注出入的特殊部位，俞穴是人体脏腑之气输注于背腰部的腧穴，"腧""俞"其义皆通"输"，取音"shū"。

编者的话

杨甲三教授是我国著名的针灸学家，北京中医药大学（原北京中医学院）针推系首任主任、教授、博士生导师，杨教授以其精湛的医术和独特的学术观点，享誉国内外，是我国近现代首屈一指的针灸临床和理论大家。

杨教授一生致力于发展中医针灸事业，在中医针灸临床、教学、科研等方面取得了卓越成就，在腧穴取穴方法、临床配穴应用、毫针进针方法、毫针补泻、临床论治等方面积累了丰富的经验，尤其是在腧穴方面，提出了"三边、三间"取穴法，具有取穴准，针感强，针刺安全可靠的特点，一直有效地应用于临床教学中，影响广泛。

本书将杨教授的取穴方法进行了整理，用精美的图片将其取穴方法清晰、准确地定位，使读者能直观、形象地学习杨教授的取穴经验并运用于临床。同时，重点介绍了全身十四经穴，以及经外奇穴的取穴方法，附录部分则介绍了杨甲三教授的生平简介和针灸临床经验。

本书特别适合于中医院校学生、针灸爱好者学习使用，也可供针灸临床、教学、科研工作者参考使用。

编　者
2017 年 4 月

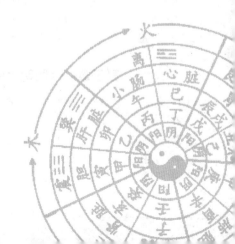

目　录

第一章　全身骨度分寸

第二章　手太阴肺经穴

第三章　手阳明大肠经穴

第四章　足阳明胃经穴

第五章　足太阴脾经穴

第六章　手少阴心经穴

第七章　手太阳小肠经穴

第八章　足太阳膀胱经穴

第九章　足少阴肾经穴

第十章　手厥阴心包经穴

第十一章　手少阳三焦经穴

第十二章　足少阳胆经穴

第十三章　足厥阴肝经穴

第十六章　经外奇穴

第一章　全身骨度分寸

现代常用骨度分寸是根据《灵枢·骨度》，并在长期医疗实践中修改和补充而来的。

常用骨度表

部　位	起止点	折量分寸	度量法	说　明
头　部	前发际至后发际 前额两发角之间 耳后两完骨（乳突）之间	12寸 9寸 9寸	直寸 横寸 横寸	如前、后发际不明，从眉心至大椎穴作18寸，眉心至前发际3寸，大椎穴至后发际3寸 用于测量头部的横寸

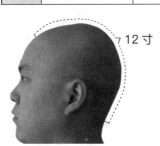

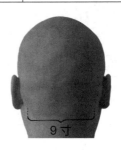

(续 表)

部 位	起止点	折量分寸	度量法	说 明
胸腹部	天突至歧骨（胸剑联合）	9寸	直寸	胸部与胁肋取穴直寸，一般根据肋骨计算，每根肋骨折作1.6寸（天突穴至璇玑穴可作1寸，璇玑穴到中庭穴，各穴间可作1.6寸计算）
	歧骨至脐中	8寸	直寸	
	脐中至横骨上廉（耻骨联合上缘）	5寸	直寸	
	两乳头之间	8寸	横寸	
	横骨（耻骨）长	8寸	横寸	胸腹部取穴横寸，可根据两乳头间的距离折算，女性可用锁骨中线代替。横骨长度为少腹的腹股沟毛际部横量的标志
背腰部	大椎以下至尾骶	21椎	直寸	背腰部腧穴以脊椎棘突作为标志，作定位的依据
身侧部	腋以下至季胁	12寸	直寸	季胁指第11肋端髀枢指股骨大转子
	季胁以下至髀枢	9寸	直寸	
上肢部	腋前纹头（腋前皱襞）至肘横纹	9寸	直寸	用于手三阴、手三阳经的骨度分寸
	肘横纹至腕横纹	12寸	直寸	

（续　表）

部　位	起止点	折量分寸	度量法	说　明
下肢部	横骨上廉至内辅骨上廉	18 寸	直寸	用于足三阴经的骨度分寸
	内辅骨下廉至内踝尖	13 寸	直寸	用于足三阳经的骨度分寸。臀横纹至膝中，可作 14 寸折量。膝中的水平线，前平膝盖下缘，后平膝弯横纹，屈膝时可平犊鼻穴
	髀枢至膝中	19 寸	直寸	
	膝中至外踝尖	16 寸	直寸	
	外踝尖至足底	3 寸	直寸	

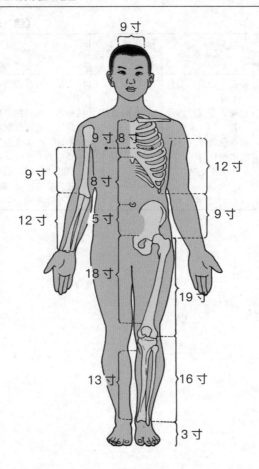

手指比量定位法

手指比量法，是用手指某局部的长度代表身体局部的长度而选取穴位的方法，又称"指寸法"或"同身寸法"，是临床常用的取穴方法。由于选取的手指不同，节段亦不同，可分为以下几类。

1. **横指同身寸法** 又称"一夫法"。具体取穴为：将食、中、无名、小指相并拢，以中指中节横纹处为准，量取四横指的横度，定为 3 寸。此法多用于腹、背部及下肢部的取穴。

2. **拇指同身寸法** 其具体取穴为：将拇指伸直，横置于所取部位的上下，依拇指关节外形的横向长度为 1 寸，来量取穴位。

3. **中指同身寸法** 其具体取穴为：将患者的中指屈曲，以中指指端抵在拇指指腹，形成一环状，将食指伸直，显露出中指的桡侧面，取其中节上下两横纹头之间的长度，即为同身之 1 寸。这种方法较适用于四肢及脊背横量取穴。

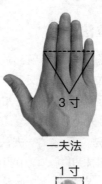

一夫法

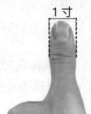

拇指同身寸法

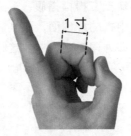

中指同身寸法

第二章 手太阴肺经穴

LU

本经一侧 11 穴(左、右两侧共 22 穴),2 穴在胸上部,9 穴分布在上肢掌面桡侧,首穴中府,末穴少商。本经腧穴主治呼吸系统病症和本经脉所经过部位的病症。

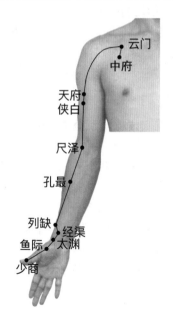

LU 1　中 府　Zhōngfǔ

[特异性] 肺之募穴。

[杨甲三取穴技巧] 正坐位,以手叉腰,先取锁骨外端下方凹陷处的云门穴,当云门穴直下约 1 寸,与第 1 肋间隙平齐处是穴。

[解剖] 皮肤→皮下组织→胸大肌→胸小肌。

[刺灸] ①直刺:0.3~0.5 寸。②斜刺:向外斜刺 0.5~0.8 寸。针感:局部酸胀,可向前胸及上肢放散。可灸。

[主治] 咳嗽,气喘,咳吐脓血,胸膈胀满。

[注意事项] 不宜直针深刺或向内斜刺,以免刺伤肺脏,造成意外。

LU 2　云 门　Yúnmén

[杨甲三取穴技巧] 正坐位,用手叉腰,当锁骨外端下缘出现的三角凹窝的中点处。

[解剖] 皮肤→皮下组织→三角肌→胸喙锁筋膜→喙突。

[刺灸] 向外斜刺 0.5~1.0 寸。针感:局部酸胀,可向前胸及腋下放散。可灸。

[主治] 咳嗽,气喘,胸痛,肩痛。

[提示] 喘逆加人迎;短气加风门;肩痛加秉风;胸长神经痛加中府、周荣、胸乡、天溪。

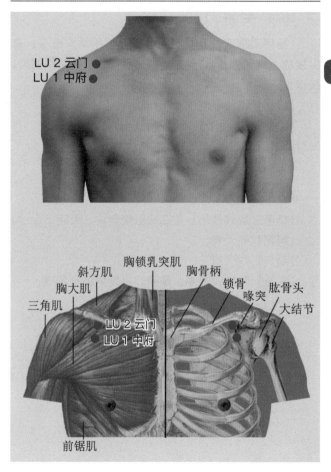

LU

LU 2 云门
LU 1 中府

斜方肌
胸锁乳突肌
胸骨柄
胸大肌
锁骨
喙突
肱骨头
三角肌
大结节
LU 2 云门
LU 1 中府
前锯肌

LU 3 天 府 Tiānfǔ

[杨甲三取穴技巧] 坐位，臂向前平举，俯头，鼻尖接触上臂侧处是穴；坐位，微屈肘，肱二头肌桡侧沟，腋横纹下 3 寸处是穴。

[解剖] 皮肤→皮下组织→肱骨。

[刺灸] 直刺 0.5～1.0 寸。针感：局部酸胀，可向臂部或肘部放散。可灸。

[主治] 咳嗽，气喘。

LU 4 侠 白 Xiábái

[杨甲三取穴技巧] 肱二头肌桡侧沟，天府下 1 寸。

[解剖] 同天府。

[刺灸] 同天府。

[主治] 咳嗽，气喘，烦满，上臂内侧神经痛。

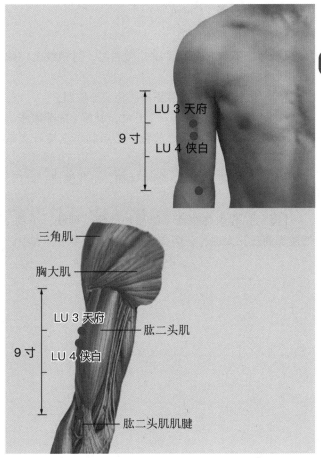

LU 5　尺 泽　Chǐzé

[特异性] 肺经合穴。

[杨甲三取穴技巧] 仰掌，微屈肘，肘横纹上，肱二头肌腱桡侧缘凹陷中。

[解剖] 皮肤→皮下组织→肱桡肌→肱肌。

[刺灸] ①直刺：0.5～1.0寸。针感：局部酸胀，或者麻电感向前臂、手部放散。②点刺：三棱针点刺出血。可灸。

[主治] 咳喘，咯血，咽喉肿痛，小儿惊风，吐泻，肘臂挛痛。

[提示] 心烦加少泽；唾浊加间使、列缺、少商；气逆加商丘、太白、三阴交；挫闪腰痛加委中、人中。

LU

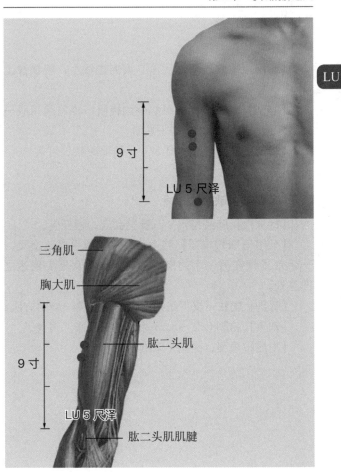

9寸

LU 5 尺泽

三角肌

胸大肌

肱二头肌

9寸

LU 5 尺泽

肱二头肌肌腱

LU 6　孔 最　Kǒngzuì

[特异性] 肺经郄穴。

[杨甲三取穴技巧] 尺泽与太渊连线上，腕横纹上7寸。

[解剖] 皮肤→皮下组织→肱桡肌→桡侧腕屈肌→旋前圆肌→指浅屈肌→拇长屈肌。

[刺灸] 直刺 0.5～0.8 寸，局部酸胀。可灸。

[主治] 咯血，衄血。

LU 7　列 缺　Lièquē

[特异性] 肺经络穴；八脉交会穴，通任脉。

[杨甲三取穴技巧] 腕上 1.5 寸。两手虎口交叉，一手食指押在另一手的桡骨茎突上，当食指尖到达之凹陷处。

[解剖] 皮肤→皮下组织→拇长展肌腱→旋前方肌。

[刺灸] 斜刺 0.2～0.3 寸，局部酸胀。可灸。

[主治] 项强，头痛，咽喉痛。

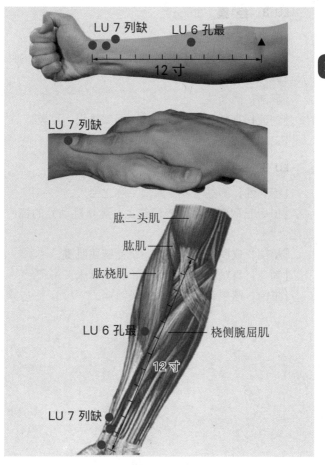

LU 7 列缺　　LU 6 孔最

12 寸

LU 7 列缺

肱二头肌

肱肌

肱桡肌

LU 6 孔最 ———— 桡侧腕屈肌

12寸

LU 7 列缺

LU 8 经渠 Jīngqú

[特异性] 肺经经穴。

[杨甲三取穴技巧] 腕横纹上 1 寸，桡骨茎突内侧与桡动脉之间。

[解剖] 同列缺。

[刺灸] 直刺 0.1～0.3 寸，局部酸胀。可灸。

[主治] 喉痹，胸背痛。

LU 9 太渊 Tàiyuān

[特异性] 肺经输穴、原穴；脉之会穴。

[杨甲三取穴技巧] 腕横纹上，脉搏跳动处的桡侧凹陷。

[解剖] 皮肤→皮下组织→桡侧腕屈肌腱。

[刺灸] 直刺 0.2～0.3 寸，局部麻胀。可灸。

[主治] 咳喘，无脉症，腕关节痛。

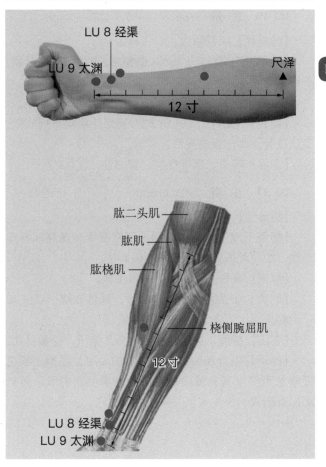

LU

LU 8 经渠

LU 9 太渊

尺泽

12寸

肱二头肌

肱肌

肱桡肌

桡侧腕屈肌

12寸

LU 8 经渠

LU 9 太渊

LU 10　鱼 际　Yújì

[特异性] 肺经荥穴。

[杨甲三取穴技巧] 侧掌,微握掌,腕关节稍向下屈,于第1掌骨中点赤白肉际处,掌面骨边取穴。

[解剖] 皮肤→皮下组织→拇短展肌→拇对掌肌。

[刺灸] ①直刺0.3～0.5寸,局部胀痛向拇指放散。②三棱针点刺出血或挑治。可灸。

[主治] 咳血,咽喉疼痛。掌心热。

LU 11　少 商　Shàoshāng

[特异性] 肺经井穴。

[杨甲三取穴技巧] 拇指爪甲桡侧缘和基底部各作一线,相交处取穴,去指甲角0.1寸。

[解剖] 皮肤→皮下组织→指甲根。

[刺灸] ①浅刺0.1～0.2寸,局部胀痛。②三棱针点刺出血。可灸。

[主治] 喉痹,鼻衄,昏迷,小儿惊风,中暑呕吐。

[提示] 呕吐加劳宫;喉中鸣加太冲、经渠;咳逆振寒加天突;双乳蛾症加金津、玉液;初中风急救针法加商阳穴、中冲穴、关冲穴、少冲穴、少泽穴。

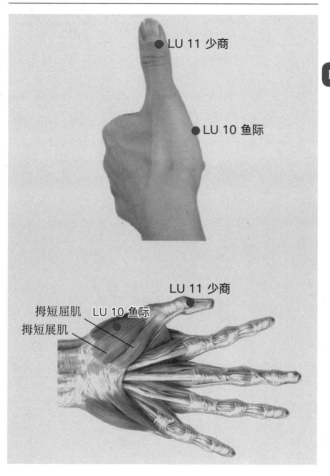

LU

LU 11 少商

LU 10 鱼际

LU 11 少商

拇短屈肌　LU 10 鱼际
拇短展肌

第三章　手阳明大肠经穴

本经一侧20穴（左、右两侧共40穴），2穴在面部，3穴在颈肩部，15穴分布在上肢背面桡侧，首穴商阳，末穴迎香。本经腧穴主治眼、耳、口、牙、鼻、咽喉等器官的病症，胃肠等腹部疾病和本经脉所经过部位的病症。

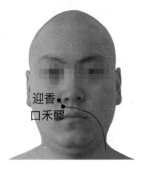

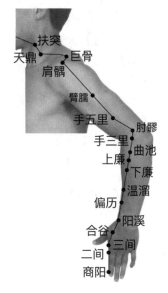

LI 1　商 阳　Shāngyáng

[特异性] 大肠经井穴。

[杨甲三取穴技巧] 食指爪甲桡侧缘和基底部各作一线，相交处取穴，去指甲角 0.1 寸。

[解剖] 皮肤→皮下组织→指甲根。

[刺灸] ①直刺 0.1 ~ 0.2 寸，局部有胀痛感。②三棱针点刺出血。可灸。

[主治] 喉痹，昏厥，热病汗不出。

LI 2　二 间　Èrjiān

[特异性] 大肠经荥穴。

[杨甲三取穴技巧] 第 2 掌指关节桡侧前缘，赤白肉际处。

[解剖] 皮肤→皮下组织→指背腱膜→食指近节指骨骨膜。

[刺灸] 直刺 0.2 ~ 0.4 寸，局部有胀痛感。可灸。

[主治] 喉痹，牙痛。

LI 3　三 间　Sānjiān

[特异性] 大肠经输穴。

[杨甲三取穴技巧] 第 2 掌指关节桡侧后缘，赤白肉际处。

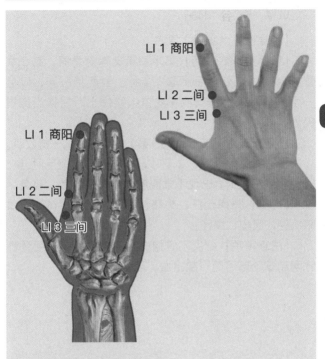

[解剖] 皮肤→皮下组织→第1掌骨间背侧肌→指浅、深层肌腱的背侧。

[刺灸] 直刺0.3～0.5寸，局部麻胀，或向手背放散。可灸。

[主治] 咽喉肿痛，身热胸闷。

LI 4　合谷　Hégǔ

[特异性] 大肠经之原穴。

[杨甲三取穴技巧] 第1和第2掌骨之间，第2掌骨桡侧的中点处。简便取穴：拇、食两指张开，以另一手的拇指关节横纹放在虎口指蹼缘上，屈指当拇指尖处。

[解剖] 皮肤→皮下组织→第1骨间背侧肌→拇收肌。

[刺灸] 直刺0.5～1.0寸，局部酸胀，扩散至肘、肩。透劳宫或后溪时，出现手掌酸麻并向指端扩散。可灸。

[主治] 热病无汗，头痛，鼻塞，牙痛，口疮，口眼㖞斜，腹痛，痛经。

[注意事项] 针尖不宜偏向腕侧，以免刺破手背静脉网和掌动脉弓而引起出血。孕妇不宜针刺。

LI

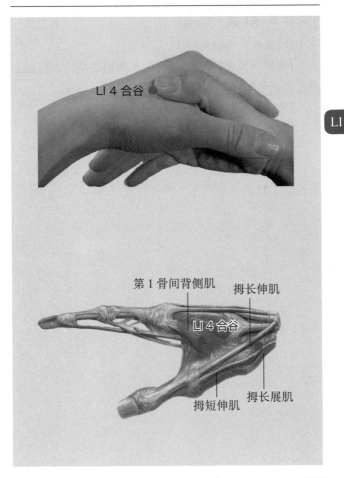

LI 4 合谷

第 1 骨间背侧肌　　拇长伸肌

LI 4 合谷

拇短伸肌　　拇长展肌

LI 5　阳溪　Yángxī

[特异性] 大肠经经穴。

[杨甲三取穴技巧] 腕背侧远端横纹桡侧，拇指上翘，当两筋（拇长伸肌腱与拇短伸肌腱）之间。

[解剖] 皮肤→皮下组织→桡侧腕长伸肌腱。

[刺灸] 直刺 0.5 ～ 0.8 寸，局部酸胀。可灸。

[主治] 头痛，耳鸣，咽喉肿痛，腕关节扭伤。

[提示] 神志病加阳谷；目痛加二间、大陵、三间、前谷、上星。

LI

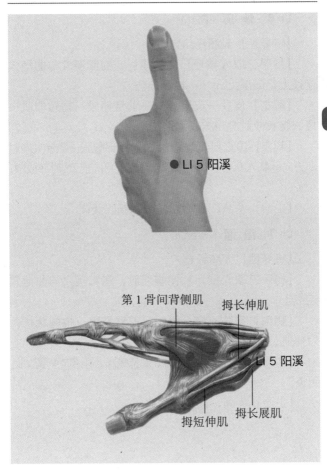

第1骨间背侧肌

拇长伸肌

●LI 5 阳溪

LI 5 阳溪

拇短伸肌

拇长展肌

LI 6　偏历　Piānlì

[特异性] 大肠经络穴。

[杨甲三取穴技巧] 侧腕屈肘，在阳溪穴与曲池穴连线上，阳溪上3寸，桡骨外侧。

[解剖] 皮肤→皮下组织→前臂筋膜→拇短伸肌→桡侧腕长伸肌腱→拇长展肌腱。

[刺灸] ①直刺0.3～0.5寸，局部酸胀。②针尖向肘部方向斜刺入0.5～0.8寸，局部酸胀，可向前臂、肘部放散。可灸。

[主治] 发热，耳鸣，鼻衄，肠鸣腹痛。

LI 7　温溜　Wēnliū

[特异性] 大肠经郄穴。

[杨甲三取穴技巧] 侧腕屈肘，在阳溪穴与曲池穴连线上，阳溪上5寸，桡骨外侧。

[解剖] 皮肤→皮下组织→前臂筋膜→桡侧腕长、短伸肌。

[刺灸] 直刺0.5～1.0寸，局部酸胀，针感向手部放散。可灸。

[主治] 头痛，面肿，舌痛。

LI

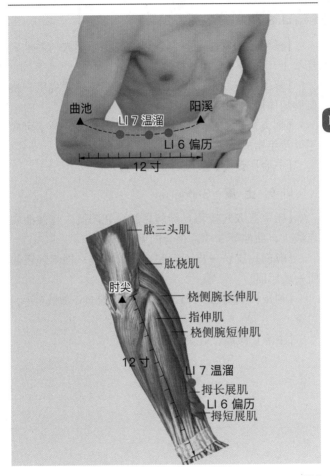

曲池 ▲

LI 7 温溜

阳溪 ▲

LI 6 偏历

12 寸

肱三头肌

肱桡肌

肘尖 ▲

桡侧腕长伸肌

指伸肌

桡侧腕短伸肌

12 寸

LI 7 温溜

拇长展肌

LI 6 偏历

拇短展肌

LI 8　下 廉　Xiàlián

[杨甲三取穴技巧] 侧腕屈肘，在阳溪穴与曲池穴连线上，曲池下4寸，桡骨外侧。

[解剖] 皮肤→皮下组织→前臂筋膜→肱桡肌→桡侧腕短伸肌→旋后肌。

[刺灸] 直刺1.0～1.5寸，局部酸胀，针感可向手臂及手指放散。可灸。

[主治] 腹痛，腹胀，上肢不遂。

LI 9　上 廉　Shànglián

[杨甲三取穴技巧] 侧腕屈肘，在阳溪穴与曲池穴连线上，曲池下3寸，桡骨内侧。

[解剖] 皮肤→皮下组织→前臂筋膜→桡侧腕短伸肌→旋后肌。

[刺灸] 直刺1.0～1.5寸，局部酸胀向下放散至手。可灸。

[主治] 腹痛，吐泻，手臂肿痛。

LI

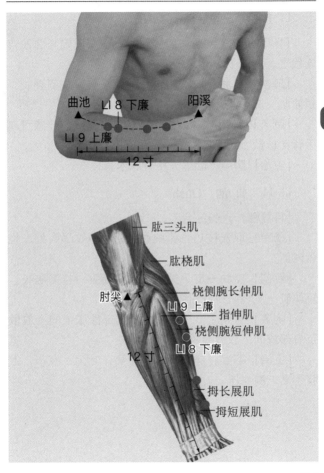

曲池　LI 8 下廉　　阳溪

LI 9 上廉

12寸

肱三头肌

肱桡肌

桡侧腕长伸肌

肘尖　LI 9 上廉　　指伸肌

桡侧腕短伸肌

LI 8 下廉

12寸

拇长展肌

拇短展肌

LI 10　手三里　Shǒusānlǐ

[杨甲三取穴技巧] 侧腕屈肘，在阳溪穴与曲池穴连线上，曲池下2寸，桡骨内侧。

[解剖] 皮肤→皮下组织→前臂筋膜→桡侧腕长、短伸肌→旋后肌。

[刺灸] 直刺1～2寸，局部酸胀沉重，针感可向手背部扩散。可灸。

[主治] 腹痛，吐泻，手臂麻木。

LI 11　曲 池　Qūchí

[特异性] 大肠经合穴。

[杨甲三取穴技巧] 侧腕屈肘，肘横纹尽头处，桡骨内侧。

[解剖] 皮肤→皮下组织→前臂筋膜→桡侧腕长、短伸肌→肱桡肌→肱肌。

[刺灸] 直刺1.0～2.5寸。局部酸胀或向上放散至肩部或向下放散至手指。可灸。

[主治] 咽喉肿痛，发热，腹痛，吐泻，瘾疹，上肢不遂，高血压。

LI

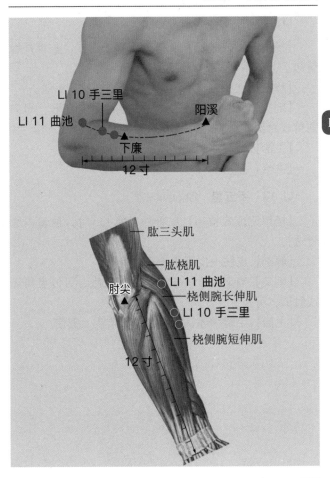

LI 10 手三里
LI 11 曲池
阳溪
下廉
12 寸

肱三头肌
肱桡肌
肘尖
LI 11 曲池
桡侧腕长伸肌
LI 10 手三里
桡侧腕短伸肌
12 寸

LI 12　肘髎　Zhǒuliáo

［杨甲三取穴技巧］肱骨外上髁上 1 寸，肱骨外缘骨边。

［解剖］皮肤→皮下组织→肘筋膜→肱三头肌。

［刺灸］直刺 0.5～0.8 寸或斜刺局部酸胀，可向前臂或肘部放射。可灸。

［主治］臂肘疼痛，上肢麻木拘挛。

［主治］瘰疬。

LI 13　手五里　Shǒuwǔlǐ

［杨甲三取穴技巧］肱骨外上髁上 3 寸，肱骨内缘骨边。

［解剖］皮肤→皮下组织→肱骨。

［刺灸］直刺 0.5～1 寸，局部酸胀，可传至肩部或肘部。可灸。

［主治］手臂肿痛，上肢不遂，疟疾，瘰疬。

LI

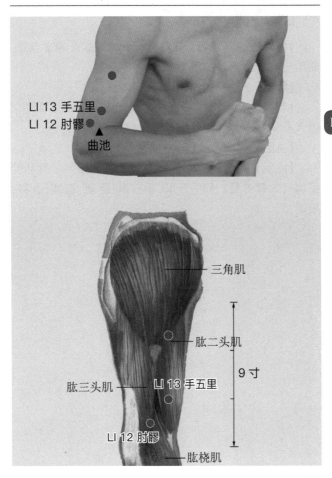

LI 13 手五里

LI 12 肘髎

曲池

三角肌

肱二头肌

9寸

肱三头肌 —— LI 13 手五里

LI 12 肘髎

肱桡肌

LI 14　臂臑　Bì'nào

[杨甲三取穴技巧] 三角肌前下缘与肱骨的交点处。曲池与肩连线上，曲池上 7 寸。

[解剖] 皮肤→皮下组织→三角肌。

[刺灸] 直刺 0.5 ~ 1 寸；或向上斜刺 1 ~ 2 寸，透入三角肌中。局部酸胀，可向前臂传导。可灸。

[主治] 瘰疬。

[提示] 肩臂不可举加臑俞；项强加强间；臂丛神经痛（前臂神经）加手五里、手三里、上廉、温溜、合谷、阳溪。

LI

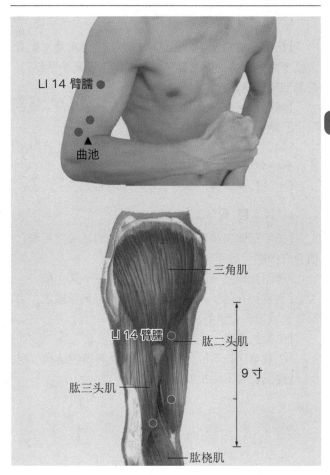

LI 14 臂臑

曲池

三角肌

LI 14 臂臑

肱二头肌

9寸

肱三头肌

肱桡肌

LI 15　肩　髃　Jiānyú

[杨甲三取穴技巧] 在肩峰前下方，当肩峰与肱骨大结节之间凹陷处。上臂平举，肩部出现两个凹陷，前方凹陷即是该穴。

[解剖] 皮肤→皮下组织→三角肌→三角肌下囊→冈上肌腱。

[刺灸] 直刺 1 ~ 1.5 寸，酸胀感扩散至肩关节周围，或有麻电感向臂部放散。可灸。

[主治] 肩臂痛，手臂挛急，半身不遂。

LI 16　巨　骨　Jùgǔ

[杨甲三取穴技巧] 正坐垂肩，在肩锁关节后缘，锁骨肩峰端与肩胛冈之间凹陷中。

[解剖] 皮肤→皮下组织→肩锁韧带→冈上肌。

[刺灸] 直刺 0.4 ~ 0.6 寸，肩关节周围酸胀，可向锁骨或肩胛骨放射。可灸。

[主治] 肩痛，手臂疼痛。

[注意事项] 不可深刺，以免刺入胸膜腔造成气胸。

[提示] 臂不举加前谷。

LI

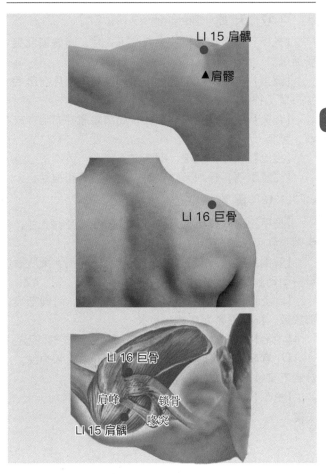

LI 17 天鼎 Tiāndǐng

[杨甲三取穴技巧] 扶突穴直下 1 寸，当胸锁乳突肌后缘。

[解剖] 皮肤→皮下组织→颈阔肌→胸锁乳突肌后缘→臂丛神经。

[刺灸] 直刺 0.3 ~ 0.5 寸，局部酸胀并向咽喉放散。可灸。

[主治] 咳嗽，气喘，咽痛。

[注意事项] 针刺天鼎穴时应避开血管和神经。

LI 18 扶突 Fútū

[杨甲三取穴技巧] 正坐，仰头，喉结旁约 3 寸，当胸锁乳突肌的前、后缘中间。

[解剖] 皮肤→皮下组织→颈阔肌→胸锁乳突肌后缘→颈动脉鞘。

[刺灸] 直刺 0.5 ~ 0.8 寸，局部酸胀，可向咽喉部放散，出现发紧发胀感。可灸。

[主治] 咳喘，咽喉肿痛，暴喑，瘰疬，梅核气，呃逆。

[注意事项] 针刺扶突穴时，要避开血管和神经。针刺不可过深，以免引起迷走神经反应。

[提示] 舌本出血加大钟、窍阴；喉咽病加天突、天溪。

LI

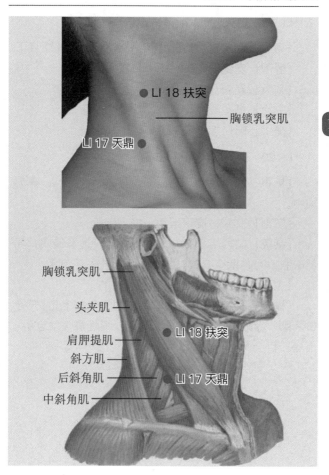

胸锁乳突肌

LI 18 扶突

胸锁乳突肌

LI 17 天鼎

胸锁乳突肌

头夹肌

肩胛提肌

斜方肌

后斜角肌

中斜角肌

LI 18 扶突

LI 17 天鼎

LI 19　口禾髎　Kǒuhéliáo

[杨甲三取穴技巧] 在面部,平水沟,鼻孔外缘直下。

[解剖] 皮肤→皮下组织→口轮匝肌。

[刺灸] 直刺0.3～0.5寸,局部胀痛。禁灸。

[主治] 鼻塞流涕,鼻衄。

[提示] 衄血加兑端、劳宫。

LI 20　迎香　Yíngxiāng

[杨甲三取穴技巧] 在面部,鼻翼外缘中点,鼻唇沟中。

[解剖] 皮肤→皮下组织→提上唇肌。

[刺灸] 向内上平刺0.5～1.0寸,透鼻通穴,局部酸胀,可扩散至鼻部,或有眼泪流出。不宜灸。

[主治] 鼻塞,鼻衄,口眼㖞斜。

[提示] 面痒肿加合谷;鼻塞不闻香臭加上星、五处、口禾髎;赤眼加临泣、太冲、合谷;慢性鼻炎加合谷、上星、百会。

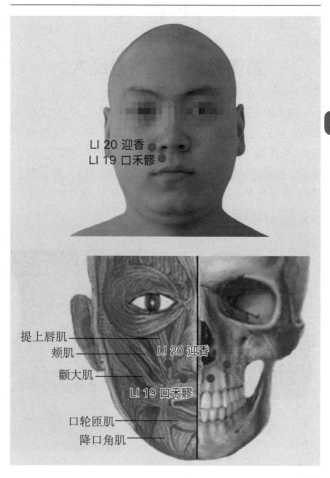

LI

LI 20 迎香
LI 19 口禾髎

提上唇肌
颊肌
颧大肌
LI 20 迎香
LI 19 口禾髎
口轮匝肌
降口角肌

第四章　足阳明胃经穴

本经一侧 45 穴（左、右两侧共 90 穴），8 穴在头面部，4 穴在颈肩部，18 穴在胸腹部，15 穴分布在下肢前外侧面，余穴分布在腹部、胸部和头面部。首穴承泣，末穴厉兑。本经腧穴主治眼、耳、口、牙、鼻、咽喉等器官的病症，以及胃肠等腹部疾病和本经脉所经过部位的病症。

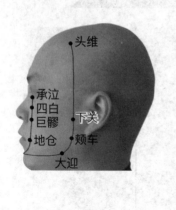

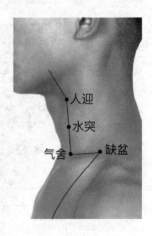

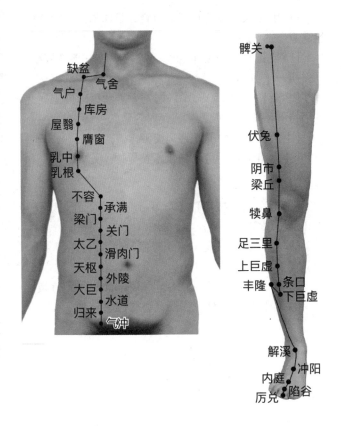

缺盆
气舍
气户
库房
屋翳
膺窗
乳中
乳根
不容
承满
梁门
关门
太乙
滑肉门
天枢
外陵
大巨
水道
归来
气冲

髀关
伏兔
阴市
梁丘
犊鼻
足三里
上巨虚
条口
丰隆
下巨虚
解溪
冲阳
内庭
陷谷
厉兑

ST 1　承　泣　Chéngqì

[杨甲三取穴技巧] 两目直视，眼球与眶下缘之间，瞳孔直下。

[解剖] 皮肤→皮下组织→眼轮匝肌→下睑板肌→下斜肌→下直肌。

[刺灸] 直刺0.5～0.8寸，左手推动眼球向上固定，右手持针沿眶下缘缓慢刺入。禁灸。

[主治] 目赤肿痛，迎风流泪。

[注意事项] 不可深刺，不宜提插、捻转。

ST 2　四　白　Sìbái

[杨甲三取穴技巧] 承泣下3分，眶下孔处。正坐或仰卧位取穴。

[解剖] 皮肤→皮下组织→眼轮匝肌→提下唇肌→眶下孔。

[刺灸] 直刺0.5～0.8寸，局部酸胀。不宜灸。

[主治] 目赤痛痒，眼睑动，口眼㖞斜。

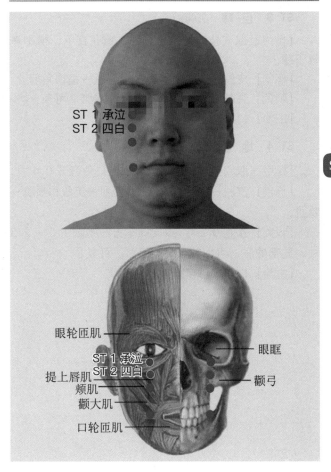

ST 1 承泣
ST 2 四白

眼轮匝肌

眼眶

ST 1 承泣
ST 2 四白
提上唇肌
颊肌
颧大肌
口轮匝肌

颧弓

ST 3 巨 髎 Jùliáo

[杨甲三取穴技巧] 两目正视，瞳孔直下，横平鼻翼下缘。

[解剖] 皮肤→皮下组织→提上唇肌→提口角肌。

[刺灸] 直刺 0.3 ~ 0.6 寸，局部酸胀。可灸。

[主治] 口眼斜，牙痛，鼻衄。

ST 4 地 仓 Dìcāng

[杨甲三取穴技巧] 巨髎直下，当口角旁开 0.4 寸。

[解剖] 皮肤→皮下组织→口轮匝肌→笑肌和颊肌→咬肌。

[刺灸] 直刺 0.2 寸，或向颊车方向平刺 1.0 ~ 2.5 寸，局部酸胀，可扩散至半侧面部。可灸。

[主治] 口角㖞斜，口角流涎。

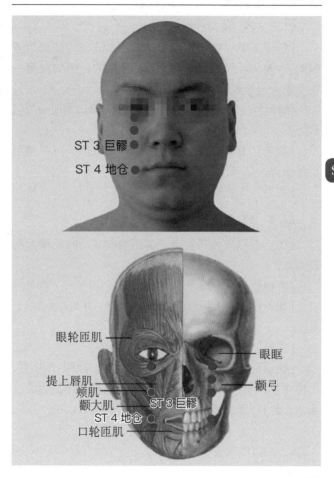

ST 3 巨髎
ST 4 地仓

眼轮匝肌
眼眶
提上唇肌
颧肌
颧弓
颧大肌 ST 3 巨髎
ST 4 地仓
口轮匝肌

ST

ST 5　大迎　Dàyíng

[杨甲三取穴技巧] 下颌角前下 1.3 寸，咬肌附着部的前缘凹陷中，下颌骨上。简便取穴，闭口鼓腮，在下颌骨边缘现一沟形凹陷。

[解剖] 皮肤→皮下组织→颈阔肌与降口角肌→咬肌前缘。

[刺灸] 直刺 0.2 ～ 0.5 寸，局部酸胀，可扩散至半侧面部。可灸。

[主治] 牙关紧闭，口眼㖞斜。

ST 6　颊车　Jiáchē

[杨甲三取穴技巧] 上下齿用力咬紧，咬肌隆起的最高点。

[解剖] 皮肤→皮下组织→咬肌。

[刺灸] 直刺 0.5 ～ 0.8 寸，局部酸胀，并向周围扩散。可灸。

[主治] 口眼㖞斜，牙痛，牙关紧闭。

[提示] 口僻痛，恶风寒，不可以咀加颧髎；颈项强，不得顾加大椎、气舍、脑空；牙关脱臼加颊车、百会、承浆、合谷；上齿痛加颊车、天容、下关、太阳、合谷。

ST

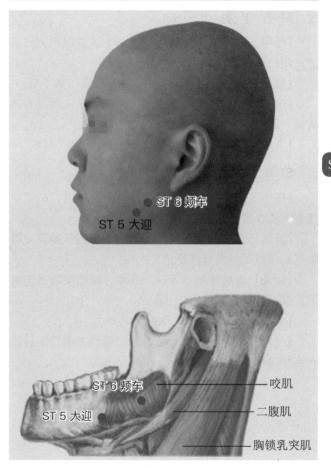

ST 6 颊车

ST 5 大迎

ST 6 颊车 —————— 咬肌

—————— 二腹肌

ST 5 大迎 —————— 胸锁乳突肌

ST 7 下 关 Xiàguān

[杨甲三取穴技巧] 颧弓下缘，下颌骨髁状突稍前方，闭口取穴。

[解剖] 皮肤→皮下组织→腮腺→咬肌→颞下窝。

[刺灸] 直刺0.3～0.5寸，周围酸胀或麻电感放射至下颌。可灸。

[主治] 口眼㖞斜，牙痛，牙关开合不利，耳鸣。

ST 8 头 维 Tóuwéi

[杨甲三取穴技巧] 额角发际直上0.5寸，头正中线旁开4.5寸处。

[解剖] 皮肤→皮下组织→颞肌上缘帽状腱膜→腱膜下结缔组织→颅骨外膜。

[刺灸] 向后平刺0.5～1.0寸，局部胀痛或向周围扩散。可灸。

[主治] 头痛，目眩，眼痛。

[提示] 头病目痛加大陵；眼睑瞬动加攒竹；迎风有泪加睛明、临泣、风池。

ST

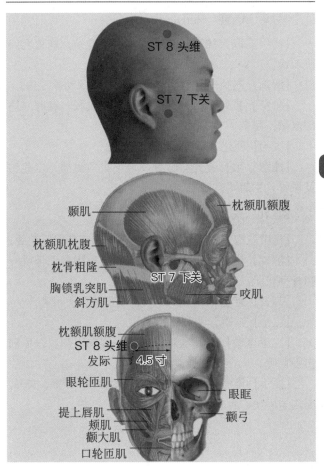

ST 9　人 迎　Rényíng

[杨甲三取穴技巧] 在颈部，横平喉结，胸锁乳突肌前缘。

[解剖] 皮肤→皮下组织→颈阔肌→颈动脉三角。

[刺灸] 直刺 0.2 ~ 0.4 寸，局部酸胀，有时向肩部放散。可灸。

[主治] 呃逆，咽喉肿痛，高血压。

[注意事项] 避开动脉针刺，不宜多提插，以免伤及血管，引起不良后果。

ST 10　水 突　Shuǐtū

[杨甲三取穴技巧] 人迎直下 1 寸，胸锁乳突肌前缘。

[解剖] 皮肤→皮下组织→颈阔肌→胸骨舌骨肌→胸骨甲状肌。

[刺灸] 直刺 0.3 ~ 0.4 寸，局部酸胀。可灸。

[主治] 咳喘，咽痛。

[注意事项] 避开动脉针刺，不宜向内刺，以免损伤甲状腺。

[提示] 声嘶主穴为水突、人迎、廉泉、天鼎、扶突，配穴为间使、合谷、二间、颊车。

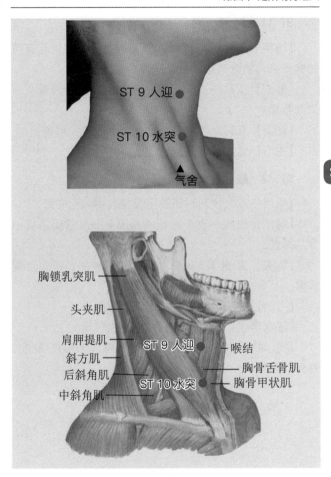

ST 11　气 舍　Qìshě

[杨甲三取穴技巧] 锁骨胸骨端上缘，胸锁乳突肌的胸骨头与锁骨头中间的凹陷中。

[解剖] 皮肤→皮下组织→颈阔肌→胸骨舌骨肌→颈动脉鞘。

[刺灸] 直刺0.3～0.5寸，局部酸胀。可灸。

[主治] 咽痛，呃逆。

ST 12　缺 盆　Quēpén

[杨甲三取穴技巧] 锁骨上窝与乳中线相交处。

[解剖] 皮肤→皮下组织→颈阔肌→气管前筋膜→臂丛神经。

[刺灸] 直刺0.3～0.5寸，局部酸胀，可向上臂放散。可灸。

[主治] 咳喘，咽痛，呃逆，上肢麻木。

[注意事项] 不可深刺，以免发生气胸。

[提示] 腰痛不可俯仰加尾骶；咳唾血加心俞、肝俞、巨阙、鸠尾。

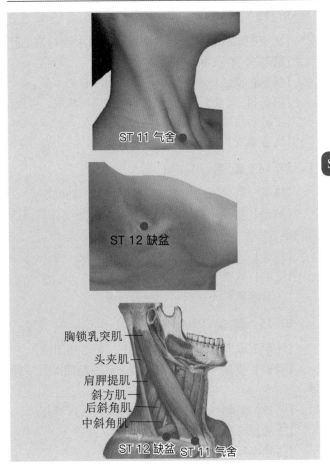

ST 11 气舍

ST

ST 12 缺盆

胸锁乳突肌 ——
头夹肌 ——
肩胛提肌 ——
斜方肌 ——
后斜角肌 ——
中斜角肌 ——

ST 12 缺盆　ST 11 气舍

ST 13 气 户 Qìhù

[杨甲三取穴技巧] 锁骨下缘，锁骨中线与第1肋骨之间凹陷，前正中线旁开4寸。

[解剖] 皮肤→皮下组织→胸大肌→锁骨下肌。

[刺灸] 斜刺或平刺 0.5 ~ 0.8 寸, 局部酸胀。可灸。

[主治] 气喘，咳嗽，胸痛。

[注意事项] 不可深刺，以防气胸。

ST 14 库 房 Kùfáng

[杨甲三取穴技巧] 在乳中线上，第1肋间隙。

[解剖] 皮肤→皮下组织→胸大肌→肋间外肌→肋间内肌。

[刺灸] 斜刺 0.5 ~ 0.8 寸，局部酸胀。可灸。

[主治] 咳嗽，咯血。

[注意事项] 不可深刺，以防气胸。

ST 15 屋 翳 Wūyì

[杨甲三取穴技巧] 在乳中线上，第2肋间隙。

[解剖] 皮肤→皮下组织→胸大肌→肋间外肌→肋间内肌。

[刺灸] 斜刺 0.5 ~ 0.8 寸，局部酸胀。可灸。

[主治] 咳嗽，胸痛。

[注意事项] 不可深刺，以防气胸。

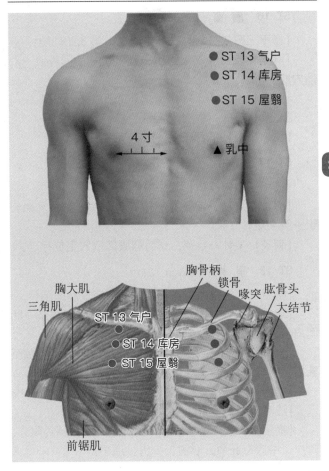

ST

ST 16 膺 窗 Yīngchuāng

[杨甲三取穴技巧] 在乳中线上，第 3 肋间隙。

[解剖] 皮肤→皮下组织→胸大肌→肋间外肌→肋间内肌。

[刺灸] 斜刺 0.5 ~ 0.8 寸，局部酸胀。可灸。

[主治] 咳喘，胸痛，乳痛。

[注意事项] 不可深刺，以防气胸。

ST 17 乳 中 Rǔzhōng

[杨甲三取穴技巧] 乳头中央。

[解剖] 皮肤→输乳孔→输乳窦→输乳管→乳腺组织→胸大肌。

[刺灸] 禁针，禁灸。作为胸腹部取穴定位标志。

ST 18 乳 根 Rǔgēn

[杨甲三取穴技巧] 在乳中线上，第 5 肋间隙。

[解剖] 皮肤→皮下组织→胸大肌→肋间外肌→肋间内肌。

[刺灸] 斜刺 0.5 ~ 0.8 寸，局部酸胀，可扩散至乳房。可灸。

[主治] 胸痛，乳痛，乳汁少。

[注意事项] 不可深刺，以防气胸。

[提示] 咳嗽痰哮加俞府；乳汁过多加肩中俞、附分、魄户、中府、肝俞、心俞、少海、通里。

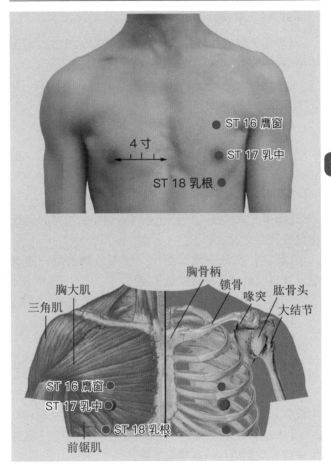

ST

ST 19　不 容　Bùróng

[杨甲三取穴技巧]　在上腹部，脐中上 6 寸，前正中线旁开 2 寸。

[解剖]　皮肤→皮下组织→腹直肌鞘及腹直肌→第 7 肋间结构→胸横肌。

[刺灸]　直刺 0.5～0.8 寸，局部酸胀。可灸。

[主治]　腹胀，胃痛，呕吐，食欲减退。

[注意事项]　不宜深刺，防止刺伤肝、胃。

ST 20　承 满　Chéngmǎn

[杨甲三取穴技巧]　在上腹部，脐中上 5 寸，前正中线旁开 2 寸。

[解剖]　皮肤→皮下组织→腹直肌鞘前层→腹直肌→腹直肌鞘后层→腹横肌筋膜。

[刺灸]　直刺 0.5～0.8 寸，上腹部沉重发胀。可灸。

[主治]　胃痛，呕吐。

[注意事项]　不宜深刺。

ST 21　梁 门　Liángmén

[杨甲三取穴技巧]　在上腹部，脐中上 4 寸，前正中线旁开 2 寸。

[解剖]　皮肤→皮下组织→腹直肌鞘前层→腹直肌→腹直肌鞘后层→腹横肌筋膜。

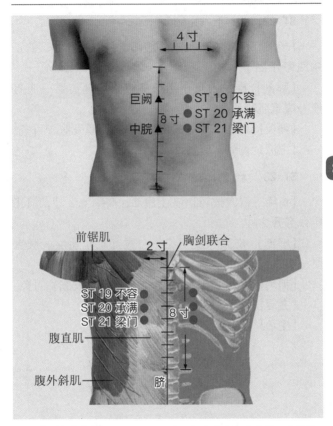

ST

[刺灸]直刺0.5～0.8寸,上腹部沉重发胀。可灸。
[主治] 胃痛,呕吐,食欲减退。

ST 22 关 门 Guānmén

[杨甲三取穴技巧] 在上腹部，脐中上 3 寸，前正中线旁开 2 寸。

[解剖] 皮肤→皮下组织→腹直肌鞘前层→腹直肌→腹直肌鞘后层。

[刺灸] 直刺 1.0 ～ 1.5 寸，局部沉重发胀。可灸。

[主治] 胃痛，腹胀，水肿。

ST 23 太 乙 Tàiyǐ

[杨甲三取穴技巧] 在上腹部，脐中上 2 寸，前正中线旁开 2 寸。

[解剖] 皮肤→皮下组织→腹直肌鞘前层→腹直肌→腹直肌鞘后层。

[刺灸] 直刺 1.0 ～ 1.5 寸，局部沉重发胀。可灸。

[主治] 胃痛，消化不良，心烦不宁。

[提示] 狂癫疾、吐舌加滑肉门。

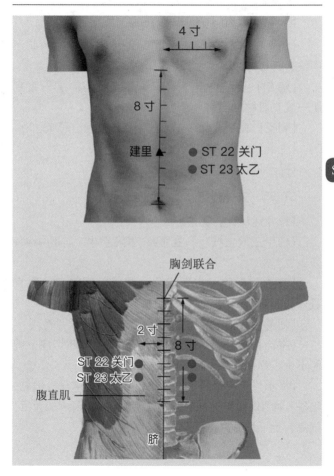

4 寸

8 寸

建里

● ST 22 关门
● ST 23 太乙

ST

胸剑联合

2 寸

8 寸

ST 22 关门 ●
ST 23 太乙 ●

腹直肌

脐

ST 24 滑肉门 Huáròumén

[杨甲三取穴技巧] 在上腹部，脐中上 1 寸，前正中线旁开 2 寸。

[解剖] 皮肤→皮下组织→腹直肌鞘前层→腹直肌→腹直肌鞘后层。

[刺灸] 直刺 1.0 ~ 1.5 寸，局部酸胀。可灸。

[主治] 癫狂，呕吐，腹胀。

[提示] 吐舌加少海、温溜。

ST 25 天枢 Tiānshū

[特异性] 大肠募穴。

[杨甲三取穴技巧] 在腹部，横平脐中，前正中线旁开 2 寸。

[解剖] 皮肤→皮下组织→腹直肌鞘前层→腹直肌→腹直肌鞘后层。

[刺灸] 直刺 1.0 ~ 1.5 寸，局部酸胀。可灸。

[主治] 呕吐，纳呆，腹胀，肠鸣，绕脐切痛，脾泄不止，赤白痢疾，便秘。

[提示] 尺脉紧脐下痛加关元；水肿加丰隆、厉兑、陷谷、冲阳；卵巢炎加带脉、三阴交；急性菌痢加大巨、气海、足三里；月潮违限加水泉。

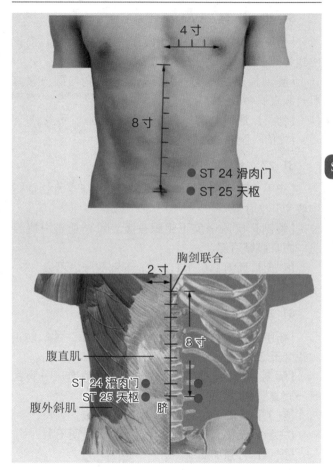

4 寸

8 寸

● ST 24 滑肉门
● ST 25 天枢

ST

胸剑联合

2 寸

8 寸

腹直肌

ST 24 滑肉门 ●
ST 25 天枢 ●

腹外斜肌

脐

ST 26　外 陵　Wàilíng

[杨甲三取穴技巧] 在下腹部，脐中下 1 寸，前正中线旁开 2 寸。

[解剖] 皮肤→皮下组织→腹直肌鞘前层→腹直肌→腹直肌鞘后层。

[刺灸] 直刺 1.0 ~ 1.5 寸，局部酸胀。可灸。

[主治] 腹痛，腹胀，疝气，痛经。

ST 27　大 巨　Dàjù

[杨甲三取穴技巧] 在下腹部，脐中下 2 寸，前正中线旁开 2 寸。

[解剖] 皮肤→皮下组织→腹直肌鞘前层→腹直肌→腹直肌鞘后层。

[刺灸] 直刺 1.0 ~ 1.5 寸，局部酸胀。可灸。

[主治] 便秘，腹痛，遗精，小便不利。

ST 28　水 道　Shuǐdào

[杨甲三取穴技巧] 在下腹部，脐中下 3 寸，前正中线旁开 2 寸。

[解剖] 皮肤→皮下组织→腹直肌鞘前层→腹直肌→腹直肌鞘后层。

[刺灸] 直刺 1.0 ~ 1.5 寸，局部酸胀。可灸。

[主治] 便秘，腹痛，痛经，水肿，小便不利。

[提示] 脊强加筋缩。

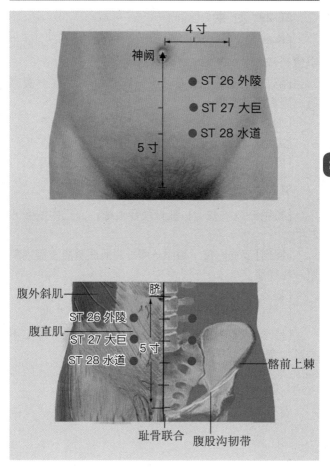

4寸

神阙

● ST 26 外陵
● ST 27 大巨
● ST 28 水道

5寸

ST

腹外斜肌

脐

ST 26 外陵 ●

腹直肌

ST 27 大巨 ●

5寸

ST 28 水道 ●

髂前上棘

耻骨联合　腹股沟韧带

ST 29　归来　Guīlái

[杨甲三取穴技巧]　在下腹部，脐中下4寸，前正中线旁开2寸。

[解剖]　皮肤→皮下组织→腹直肌鞘前层→腹直肌→腹直肌鞘后层。

[刺灸]　直刺1.0～1.5寸，局部酸胀。可灸。

[主治]　腹痛，疝气，经闭，白带。

[提示]　前列腺炎加子宫、关元、筑宾、三阴交。

ST 30　气冲　Qìchōng

[杨甲三取穴技巧]耻骨联合上缘，前正中线旁开2寸。

[解剖]皮肤→皮下组织→腹外斜肌腹腱膜→腹内斜肌→腹横肌。

[刺灸]　直刺0.5～1.0寸，局部重胀。不宜灸。

[主治]　阳痿，疝气，不孕，腹痛，月经不调。

[提示]　胃中热加气街、三里、巨虚、上下廉；不得卧加章门。

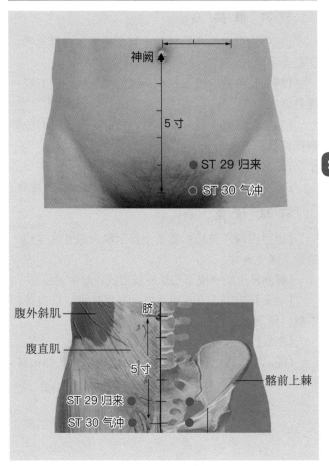

神阙

5寸

● ST 29 归来

○ ST 30 气冲

ST

腹外斜肌

腹直肌

脐

5寸

ST 29 归来

ST 30 气冲

髂前上棘

ST 31 髀 关 Bìguān

[杨甲三取穴技巧] 髂前上棘至髌骨底外缘连线，平耻骨下缘。

[解剖] 皮肤→皮下组织→阔筋膜张肌→股直肌→股外侧肌。

[刺灸] 直刺 1.5～2.0 寸，局部酸胀，可向股外侧部扩散。可灸。

[主治] 腰膝疼痛，下肢麻木。

[提示] 腰腿疼痛，筋急不得屈伸加犊鼻、阳陵泉。

ST 32 伏 兔 Fútù

[杨甲三取穴技巧] 髂前上棘至髌骨底外缘连线，髌骨上缘上 6 寸。

[解剖] 皮肤→皮下组织→股直肌→股中间肌。

[刺灸] 直刺 1.0～1.5 寸，局部酸胀，可向膝部扩散。可灸。

[主治] 下肢痿痹。

[提示] 腰胯疼痛,腿膝寒冷疼痛,麻木不仁加犊鼻、髀关、阳陵泉。

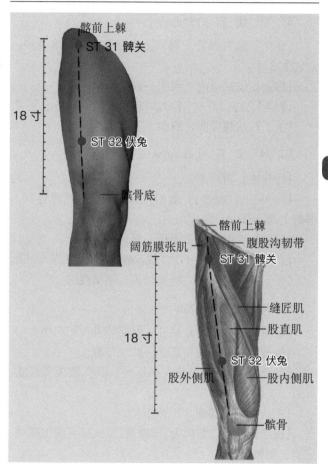

ST

髂前上棘
ST 31 髀关

18寸

ST 32 伏兔

髌骨底

髂前上棘
腹股沟韧带
阔筋膜张肌
ST 31 髀关

缝匠肌
股直肌

18寸

ST 32 伏兔
股外侧肌
股内侧肌

髌骨

ST 33　阴 市　Yīnshì

[杨甲三取穴技巧] 髂前上棘至髌骨底外缘连线，髌底上 3 寸。

[解剖] 皮肤→皮下组织→股外侧肌。

[刺灸] 直刺 1.0～1.5 寸，局部酸胀，扩至膝关节。可灸。

[主治] 腿膝冷痛，麻痹，下肢不遂。

ST 34　梁 丘　Liángqiū

[特异性] 胃经郄穴。

[杨甲三取穴技巧] 髂前上棘至髌骨底外缘连线，髌骨上缘上 2 寸。

[解剖] 皮肤→皮下组织→股外侧肌。

[刺灸] 直刺 1.0～1.5 寸，局部酸胀，扩至膝关节。可灸。

[主治] 胃脘疼痛，肠鸣泄泻，膝脚腰痛。

ST 35　犊 鼻　Dúbí

[杨甲三取穴技巧] 屈膝，髌韧带外侧凹陷中。

[解剖] 皮肤→皮下组织→膝关节囊。

[刺灸] 斜刺向髌韧带内 0.8～1.2 寸，膝关节酸胀。可灸。

[主治] 膝脚腰痛，冷痹不仁。

[提示] 膝不仁加髀关、阳陵泉；膝及膝下病加膝关、三里、阳陵泉。

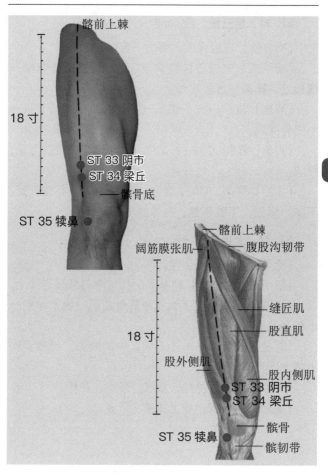

ST

ST 36　足三里　Zúsānlǐ

[特异性] 胃经合穴，胃之下合穴。

[杨甲三取穴技巧] 犊鼻下3寸，距离胫骨前嵴一横指处，犊鼻与解溪连线上。

[解剖] 皮肤→皮下组织→筋骨前肌→踇长伸肌→小腿骨间膜。

[刺灸] 直刺0.5～1.5寸，其针感酸胀，放散至足。可灸。

[主治] 胃痛，呕吐，腹胀，泄泻，便秘，心悸气短，不寐，癫狂，下肢不遂，身体虚弱。

ST 37　上巨虚　Shàngjùxū

[特异性] 大肠下合穴。

[杨甲三取穴技巧] 犊鼻下6寸，犊鼻与解溪连线上。

[解剖] 皮肤→皮下组织→筋骨前肌→踇长伸肌→小腿骨间膜。

[刺灸] 直刺0.5～1.5寸，局部酸胀，针感可向上或向下传导。可灸。

[主治] 泄泻，便秘，腹胀，肠鸣，肠痛。

[提示] 小便黄、难上加廉、下廉。

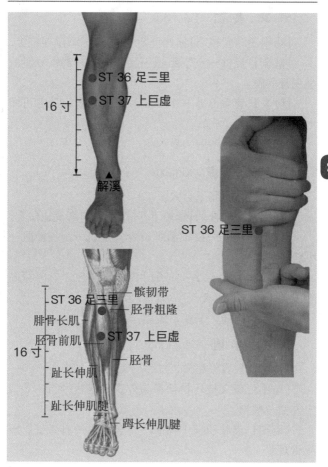

ST 36 足三里
ST 37 上巨虚

16寸

解溪

ST 36 足三里

ST

ST 36 足三里
髌韧带
胫骨粗隆
腓骨长肌
胫骨前肌
ST 37 上巨虚
16寸
胫骨
趾长伸肌
趾长伸肌腱
蹬长伸肌腱

ST 38　条 口　Tiáokǒu

[杨甲三取穴技巧]犊鼻下8寸,犊鼻与解溪连线上。

[解剖] 皮肤→皮下组织→胫骨前肌→踇长伸肌→小腿骨间膜。

[刺灸] 直刺0.5～1.0寸，局部酸胀，针感可向上或向下传导。可灸。

[主治] 下肢痿痹，肩背痛。

ST 39　下巨虚　Xiàjùxū

[特异性] 小肠下合穴。

[杨甲三取穴技巧]犊鼻下9寸,犊鼻与解溪连线上。

[解剖] 皮肤→皮下组织→胫骨前肌→踇长伸肌→小腿骨间膜。

[刺灸] 直刺0.5～1.0寸，局部酸胀，针感可向上或向下传导。可灸。

[主治] 腹痛，便秘，腹泻。

ST 40　丰 隆　Fēnglóng

[特异性] 胃经络穴。

[杨甲三取穴技巧] 犊鼻与外踝尖连线中点，条口穴外侧一横指。

[解剖] 皮肤→皮下组织→趾长伸肌→腓骨长肌→腓骨短肌。

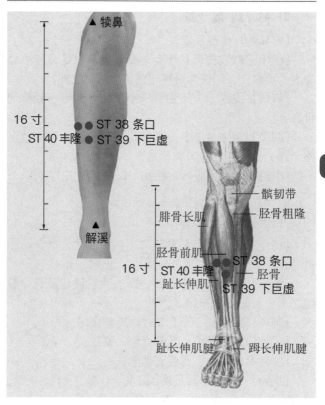

ST

[刺灸] 直刺 0.5 ~ 1.0 寸, 局部酸胀, 针感可向上或向下传导。可灸。

[主治] 腹痛, 癫痫, 咳逆, 哮喘。

ST 41 解 溪 Jiěxī

[特异性] 胃经经穴。

[杨甲三取穴技巧] 平齐外踝高点，在足背与小腿交界的横纹上，踇长伸肌腱与趾长伸肌腱之间。

[解剖] 皮肤→皮下组织→小腿十字韧带→胫腓韧带联合。

[刺灸] 直刺 0.3 ~ 0.5 寸，局部酸胀，可扩散至整个踝关节。可灸。

[主治] 头痛，腹痛，便秘，口臭，踝关节疼痛。

ST 42 冲 阳 Chōngyáng

[特异性] 胃经原穴。

[杨甲三取穴技巧] 解溪穴下约 1.3 寸，足背动脉搏动处。

[解剖] 皮肤→皮下组织→踇长伸肌腱与趾长伸肌腱之间→趾短伸肌→第 2 楔骨。

[刺灸] 直刺 0.2 ~ 0.3 寸，局部胀痛。可灸。

[主治] 足软无力，足背红肿，癫狂。

[注意事项] 针刺时避开动脉。

[提示] 狂加丰隆；足痿加三里、仆参、飞扬、复溜、完骨；偏风口斜加地仓；肘中病加曲池。

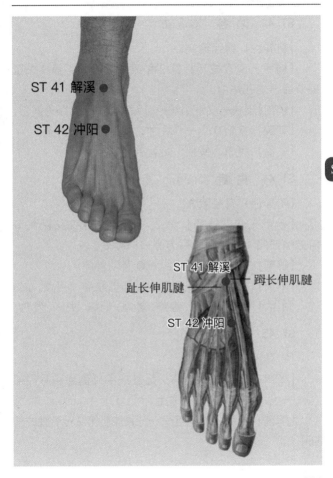

ST 41 解溪

ST 42 冲阳

ST

ST 41 解溪
趾长伸肌腱 —————— ●—— 姆长伸肌腱

ST 42 冲阳

ST 43　陷 谷　Xiàn'gǔ

[特异性] 胃经输穴。

[杨甲三取穴技巧] 第2和第3跖骨间，第2跖趾关节后方端凹陷中。

[解剖] 皮肤→皮下组织→趾短伸肌→第2跖骨间隙。

[刺灸] 直刺0.2～0.3寸，局部胀痛。可灸。

[主治] 腹痛，便秘，足背肿痛。

ST 44　内 庭　Nèitíng

[特异性] 胃经荥穴。

[杨甲三取穴技巧] 第2、3趾间，第2跖趾关节前方端凹陷中，趾蹼缘后方赤白肉际处。

[解剖] 皮肤→皮下组织→趾背动静脉。

[刺灸] 直刺0.2～0.3寸，局部胀痛。可灸。

[主治] 腹痛，泄泻，齿痛，鼻衄，咽痛，失眠，发热。

ST 45　厉 兑　Lìduì

[特异性] 胃经井穴。

[杨甲三取穴技巧] 第2足趾爪甲外侧缘和基底部各作一线，相交处取穴，去趾甲角0.1寸。

[解剖] 皮肤→皮下组织→趾长伸肌第2趾肌腱的外侧束。

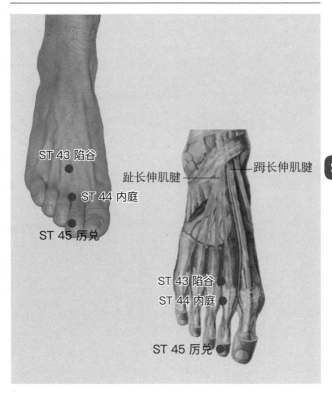

ST

ST 43 陷谷
趾长伸肌腱————
————蹈长伸肌腱
ST 44 内庭
ST 45 厉兑

ST 43 陷谷
ST 44 内庭
ST 45 厉兑

[刺灸] ①浅刺 0.1 ~ 0.2 寸，局部胀痛。②三棱针点刺出血。可灸。

[主治] 鼻衄，面肿，咽痛，齿痛，发热，多梦。

第五章 足太阴脾经穴

　　本经一侧21穴（左、右两侧共42穴），11穴分布在下肢内侧面，10穴分布在腹部、侧胸部。首穴隐白，末穴大包。本经腧穴主治脾、胃、肠等腹部疾病和本经脉所经过部位的病症。

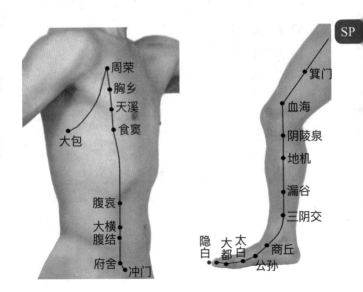

SP 1 隐 白 Yǐnbái

[特异性] 脾经井穴。

[杨甲三取穴技巧] 大趾爪甲内缘和基底部各作一线，相交处取穴，去趾甲角 0.1 寸。

[解剖] 皮肤→皮下组织→踇趾纤维鞘→踇长伸肌腱内侧束。

[刺灸] ①浅刺 0.1 ～ 0.2 寸，局部胀痛。②三棱针点刺出血。可灸。

[主治] 月经不调，崩漏，癫狂，多梦，腹胀，腹泻。

SP 2 大 都 Dàdū

[特异性] 脾经荥穴。

[杨甲三取穴技巧] 在足内侧，第 1 跖趾关节前方凹陷，赤白肉际。

[解剖] 皮肤→皮下组织→趾跖侧筋膜→趾纤维鞘→踇长屈肌腱。

[刺灸] 直刺 0.3 ～ 0.5 寸，局部酸胀。可灸。

[主治] 腹胀，腹痛，胃痛。

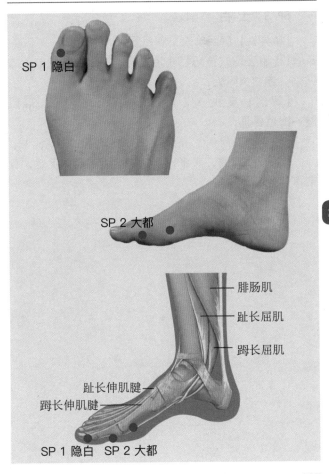

SP 1 隐白

SP 2 大都

腓肠肌

趾长屈肌

跛长屈肌

趾长伸肌腱

跛长伸肌腱

SP 1 隐白　SP 2 大都

SP

SP 3　太　白　Tàibái

[特异性] 脾经输穴；脾经原穴。

[杨甲三取穴技巧] 在足内侧，第 1 跖趾关节后方凹陷，赤白肉际处。

[解剖] 皮肤→皮下组织→趾纤维鞘→踇展肌腱→踇短屈肌。

[刺灸] 直刺 0.3～0.5 寸，局部酸胀。可灸。

[主治] 胃痛，腹胀，呕吐，泄泻，身体沉重，骨节疼痛。

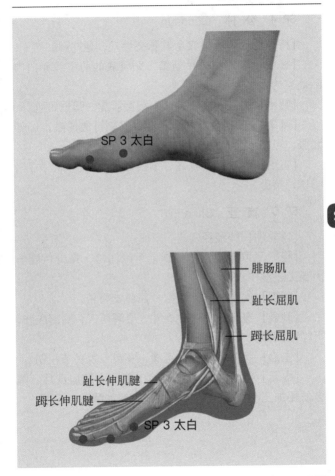

SP

腓肠肌

趾长屈肌

踇长屈肌

趾长伸肌腱

踇长伸肌腱

SP 3 太白

SP 3 太白

SP 4　公 孙　Gōngsūn

[特异性] 脾经络穴；八脉交会穴，通冲脉。

[杨甲三取穴技巧] 当第 1 跖骨底的前下缘赤白肉际处，约太白后上 1 寸。

[解剖] 皮肤→皮下组织→跗展肌腱→跗短屈肌。

[刺灸] 直刺 0.5 ～ 0.8 寸，深刺可透涌泉，局部酸胀，可扩散至足底。可灸。

[主治] 呕吐，胃脘痛，痢疾，水肿，心烦，失眠，心悸，嗜卧。

SP 5　商 丘　Shāngqiū

[特异性] 脾经经穴。

[杨甲三取穴技巧] 内踝前下缘凹陷，舟骨粗隆与内踝尖连线中点。

[解剖] 皮肤→皮下组织→屈肌支持带。

[刺灸] 直刺 0.3 ～ 0.5 寸，透解溪穴，局部酸胀，可扩散到踝关节。可灸。

[主治] 腹泻，便秘，舌痛，咳嗽，踝关节扭伤。

[提示] 呕吐加幽门、通谷；善悲太息加日月；脾虚便秘加三阴交；绝子加中极；脚痛加解溪、丘墟。

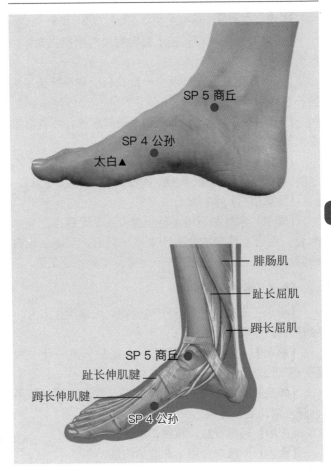

SP

SP 6　三阴交　Sānyīnjiāo

[杨甲三取穴技巧] 在小腿内侧，内踝尖上3寸，胫骨后缘。

[解剖] 皮肤→皮下组织→趾长屈肌腱→踇长屈肌腱→胫骨后肌。

[刺灸] 直刺0.5～1.0寸，局部酸胀，可有麻电感向足底放散。可灸。

[主治] 腹痛，泄泻，月经不调，崩漏，赤白带下，水肿，小便不利，遗精，阳痿，失眠，足痿痹痛，荨麻疹。

[注意事项] 孕妇禁针。

[提示] 水肿加石门；打胎加合谷；足踝以上痛加绝骨、昆仑；滞产加合谷、太冲、昆仑、至阴；胎盘滞留加中极、照海；臌胀加三阴交、水分、足三里。

SP 7　漏谷　Lòugǔ

[杨甲三取穴技巧] 在小腿内侧，内踝尖上6寸，胫骨后缘一横指。

[解剖] 皮肤→皮下组织→小腿三头肌→趾长屈肌→胫骨后肌。

[刺灸] 直刺1.0～1.5寸，局部酸胀，可扩散至小腿外侧或足。可灸。

[主治] 肠鸣腹胀，腹痛，水肿，小便不利。

[提示] 冷气加会阳；血瘕加曲泉。

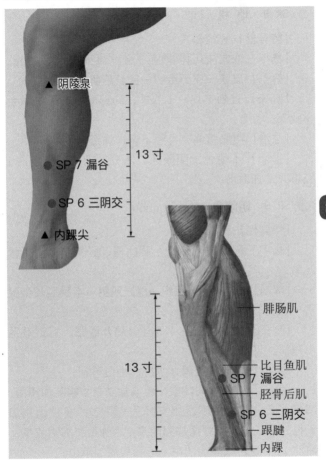

阴陵泉

SP 7 漏谷

SP 6 三阴交

内踝尖

13 寸

SP

腓肠肌

比目鱼肌

SP 7 漏谷

胫骨后肌

SP 6 三阴交

跟腱

内踝

13 寸

SP 8　地机　Dìjī

[特异性] 脾经郄穴。

[杨甲三取穴技巧] 阴陵泉下3寸,胫骨后缘一横指。

[解剖] 皮肤→皮下组织→趾长屈肌→胫骨后肌。

[刺灸] 直刺1.0～1.5寸,局部酸胀,可扩散至小腿部。可灸。

[主治] 腹胀腹痛,月经不调,痛经。

[提示] 不嗜食加阴陵泉、水分、幽门、小肠俞;经事异常加血海。

SP 9　阴陵泉　Yīnlíngquán

[特异性] 脾经合穴。

[杨甲三取穴技巧] 在小腿内侧,胫骨内侧髁下缘凹陷。

[解剖] 皮肤→皮下组织→缝匠肌腱→半膜肌及半腱肌→腘肌。

[刺灸] 直刺1.0～1.5寸,局部酸胀,可扩散至小腿部。可灸。

[主治] 腹痛,腹泻,水肿,小便不利。

[提示] 遗尿加阳陵泉;泄痢加隐白;霍乱加承山、解溪、太白;小便不通加气海、三阴交;急性菌痢加天枢、足三里;肠肿痛加阳陵泉;水肿盈脐加阴陵泉、曲池;小肠连气痛加涌泉;心胸痞满加承山。

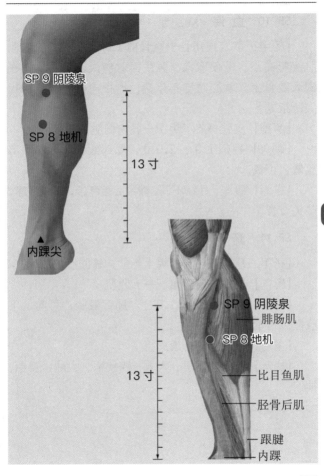

SP 9 阴陵泉
SP 8 地机
13 寸
内踝尖

SP

SP 9 阴陵泉
——腓肠肌
○ SP 8 地机
——比目鱼肌
13 寸
——胫骨后肌
——跟腱
——内踝

SP 10 血 海 Xuèhǎi

[杨甲三取穴技巧] 于髌骨内上缘上2寸，股内侧肌突起高点。简便取穴，医生面对病人，用手掌按在病人髌骨上，掌心对准其顶端，拇指向内侧，当拇指尖所指处。

[解剖] 皮肤→皮下组织→股内侧肌。

[刺灸] 直刺1.0～2.0寸，局部酸胀，可向膝部放散。可灸。

[主治] 腹胀，月经不调，痛经，荨麻疹，皮肤瘙痒，膝关节炎。

SP 11 箕 门 Jīmén

[杨甲三取穴技巧] 血海上6寸，缝匠肌内侧缘。

[解剖] 皮肤→皮下组织→大收肌。

[刺灸] 直刺0.5～1.0寸，局部酸胀，可向上下放散。可灸。

[主治] 小便不利，遗尿。

[提示] 遗尿加通里、大敦、膀胱俞、太冲、委中、神门。

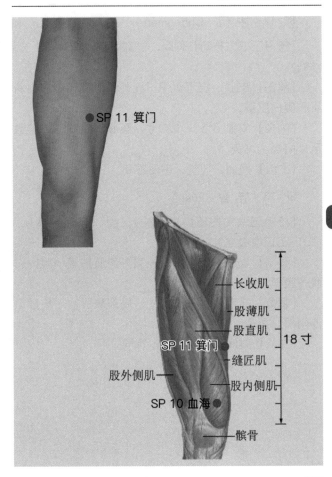

SP

长收肌

股薄肌

股直肌

SP 11 箕门

缝匠肌

股外侧肌

股内侧肌

SP 10 血海

髌骨

18寸

SP 11 箕门

SP 12　冲 门　Chōngmén

[杨甲三取穴技巧] 仰卧，先取曲骨穴，曲骨旁开 3.5 寸处。

[解剖] 皮肤→皮下组织→腹外斜肌腱膜→腹内斜肌和腹横肌腱。

[刺灸] 直刺 0.5～1.0 寸，腹股沟酸胀，可扩散至外阴部。可灸。

[主治] 腹痛，疝气，小便不利。

SP 13　府 舍　Fǔshè

[杨甲三取穴技巧] 冲门斜上 1 寸（垂直距离 0.7 寸），距正中线 4 寸。

[解剖] 皮肤→皮下组织→腹外斜肌筋膜→腹内斜肌→腹横筋膜。

[刺灸] 直刺 0.5～1.0 寸，局部酸胀，可扩散至外阴部。可灸。

[主治] 腹痛，霍乱吐泻，疝气。

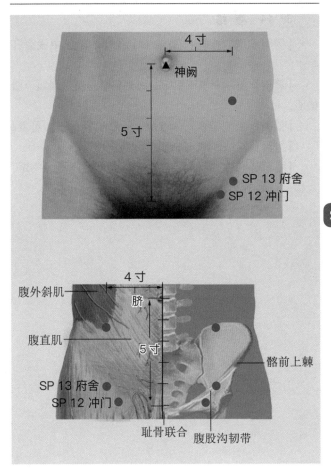

SP

SP 14　**腹　结**　Fùjié

[杨甲三取穴技巧] 脐中下 1.3 寸，前正中线旁开 4 寸。

[解剖] 皮肤→皮下组织→腹外斜肌→腹内斜肌→腹横肌。

[刺灸] 直刺 1.0～1.5 寸，局部酸麻重胀。可灸。

[主治] 腹痛，腹泻，疝气，腹内癥瘕。

[提示] 心痛加行间；急性胃肠炎加足三里、鸠尾、大横。

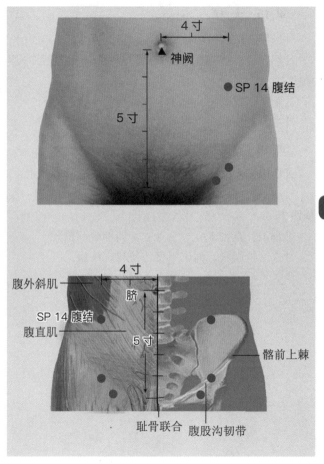

4 寸

▲ 神阙

● SP 14 腹结

5 寸

SP

腹外斜肌 ——

4 寸

脐

SP 14 腹结

腹直肌 ——

5 寸

髂前上棘

耻骨联合　腹股沟韧带

SP 15　大　横　Dàhéng

[杨甲三取穴技巧] 平脐中，旁开 4 寸。

[解剖] 皮肤→皮下组织→腹外斜肌→腹内斜肌→腹横肌。

[刺灸] 直刺 1.0～1.5 寸，局部酸胀。可灸。

[主治] 绕脐痛，腹泻，痢疾，便秘。

SP 16　腹　哀　Fùāi

[杨甲三取穴技巧] 大横直上 3 寸，建里旁开 4 寸。

[解剖] 皮肤→皮下组织→腹外斜肌→腹内斜肌→腹横肌。

[刺灸] 直刺 1.0～1.5 寸，局部酸麻重胀。

[主治] 腹胀，消化不良，便秘，痢疾。

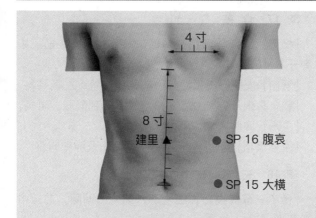

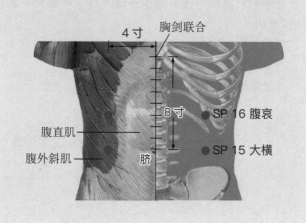

SP

SP 17　食窦　Shídòu

[杨甲三取穴技巧] 在胸部，第5肋间隙，前正中线旁开6寸。

[解剖] 皮肤→皮下组织→前锯肌→第5肋间结构。

[刺灸] 向外斜刺0.5～0.8寸，局部酸胀。可灸。

[主治] 胸胁胀痛，呕吐，嗳气。

[注意事项] 不可直刺过深，以免伤及肺和胸膜。

SP 18　天溪　Tiānxī

[杨甲三取穴技巧] 在胸部，第4肋间隙，前正中线旁开6寸。

[解剖] 皮肤→皮下组织→胸大肌→前锯肌→第4肋间结构。

[刺灸] 向外斜刺0.5～0.8寸，局部酸胀。可灸。

[主治] 咳嗽，胸胁痛，乳痛。

[注意事项] 同食窦穴。

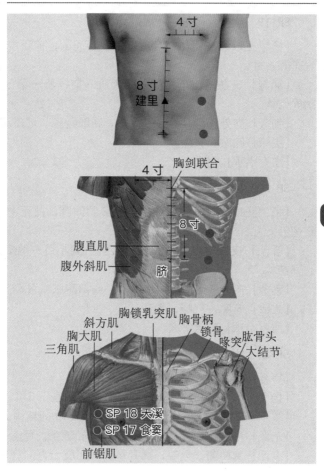

4 寸

8 寸
建里

胸剑联合
4 寸

8 寸

腹直肌
腹外斜肌
脐

胸锁乳突肌　胸骨柄
斜方肌　　　　锁骨　喙突　肱骨头
胸大肌　　　　　　　　　　大结节
三角肌

○ SP 18 天溪
○ SP 17 食窦
前锯肌

SP

SP 19　胸乡　Xiōngxiāng

[杨甲三取穴技巧] 在胸部，第3肋间隙，前正中线旁开6寸。

[解剖] 皮肤→皮下组织→胸大肌→前锯肌→第3肋间结构。

[刺灸] 向外斜刺0.5～0.8寸，局部酸胀。可灸。

[主治] 咳嗽，胸痛。

[注意事项] 同食窦穴。

SP 20　周荣　Zhōuróng

[杨甲三取穴技巧] 在胸部，第2肋间隙，前正中线旁开6寸。

[解剖] 皮肤→皮下组织→胸大肌→胸小肌→第2肋间结构。

[刺灸] 向外斜刺0.5～0.8寸，局部酸胀。可灸。

[主治] 咳嗽，气喘，胸痛。

[注意事项] 同食窦穴。

SP 21　大包　Dàbāo

[特异性] 脾之大络。

[杨甲三取穴技巧] 在第6肋间隙，腋中线直下6寸。

[解剖] 皮肤→皮下组织→前锯肌→第6肋间结构。

[刺灸] 斜刺或向后平刺0.5～0.8寸，局部酸胀。可灸。

[主治] 胸胁痛，气喘，周身疼痛，四肢无力。

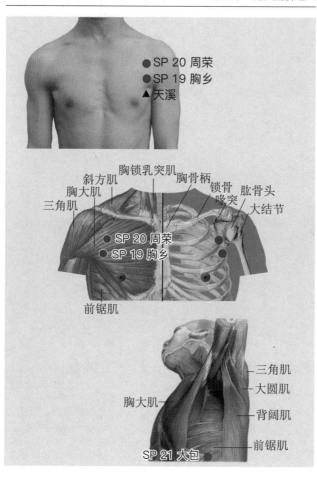

SP 20 周荣
SP 19 胸乡
▲天溪

斜方肌
胸锁乳突肌
胸大肌
胸骨柄
三角肌
锁骨
喙突
肱骨头
大结节

SP 20 周荣
SP 19 胸乡

前锯肌

三角肌
大圆肌
胸大肌
背阔肌
前锯肌

SP 21 大包

第六章 手少阴心经穴

　　本经一侧9穴（左、右两侧共18穴），1穴分布在腋窝部，8穴分布在上肢掌侧面的尺侧。首穴极泉，末穴少冲。本经腧穴主治心胸循环系统疾病和本经脉所经过部位的病症。

HT

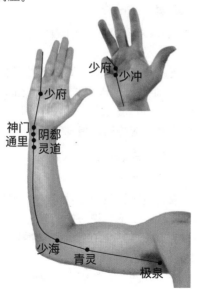

HT 1　极 泉　Jíquán

[杨甲三取穴技巧]上臂外展,腋窝正中,腋动脉搏动处。

[解剖]皮肤→皮下组织→腋窝内容物→大圆肌。

[刺灸]直刺0.5～1.0寸,或弹拨,整个腋窝酸胀,有麻电感向前臂手指端放散。可灸。

[主治]心悸,胸闷,上肢麻木疼痛。

[注意事项]针刺时避开动脉,不宜大幅度提插以免刺伤血管。

HT 2　青 灵　Qīnglíng

[杨甲三取穴技巧]肱骨内上髁上3寸,肱二头肌的内侧沟中。

[解剖]皮肤→皮下组织→臂内侧肌间隔。

[刺灸]直刺0.5～1.0寸,局部酸胀,针感可向前臂及腋部放散。可灸。

[主治]头痛,胸胁痛,肩臂痛。

HT 3　少 海　Shàohǎi

[特异性]心经合穴。

[杨甲三取穴技巧]屈肘,肘横纹内侧端凹陷。

[解剖]皮肤→皮下组织→旋前圆肌→肱肌。

[刺灸]直刺0.5～1.0寸,局部酸胀,或有麻电感向前臂放散。可灸。

[主治]心悸,胸痛,癫痫,上肢麻木。

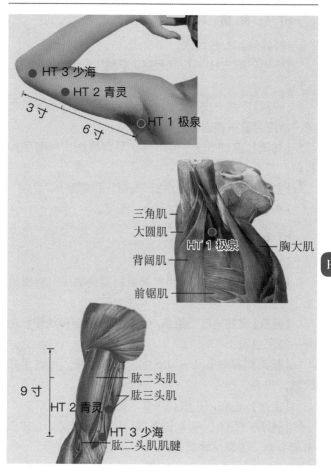

HT 3 少海
HT 2 青灵
HT 1 极泉
3寸
6寸

三角肌
大圆肌
背阔肌
前锯肌
HT 1 极泉
胸大肌

HT

9寸
HT 2 青灵
肱二头肌
肱三头肌
HT 3 少海
肱二头肌肌腱

HT 4　灵 道　Língdào

[特异性] 心经经穴。

[杨甲三取穴技巧] 尺侧腕屈肌腱桡侧缘，腕横纹上1.5寸。

[解剖] 皮肤→皮下组织→尺侧腕屈肌与指浅屈肌之间→指深屈肌→旋前方肌腱。

[刺灸] 直刺0.3～0.5寸，局部酸胀，可向手指放散。可灸。

[主治] 心悸，神志恍惚，失语，手臂麻木。

[提示] 暴喑、口禁加天突、天窗。

HT 5　通 里　Tōnglǐ

[特异性] 心经络穴。

[杨甲三取穴技巧] 尺侧腕屈肌腱桡侧缘，腕横纹上1寸。

[解剖] 皮肤→皮下组织→尺侧腕屈肌与指浅屈肌之间→指深屈肌。

[刺灸] 直刺0.3～0.5寸，局部酸胀，可向手指放散。可灸。

[主治] 心痛，头痛，头晕，盗汗。

[提示] 经脉（血）过多加行间、三阴交；心律失常加心俞；倦怠嗜卧加大钟。

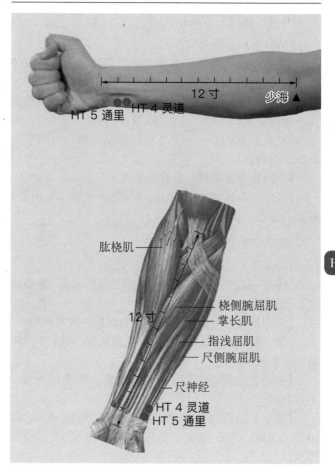

HT

HT 6 阴郄 Yīnxì

[特异性] 心经郄穴。

[杨甲三取穴技巧] 尺侧腕屈肌腱桡侧缘，腕横纹上 0.5 寸。

[解剖] 皮肤→皮下组织→尺侧腕屈肌与指浅屈肌之间→指深屈肌。

[刺灸] 直刺 0.3～0.5 寸，局部酸胀，可向手指放散。可灸。

[主治] 心区疼痛，盗汗，失语。

[提示] 心烦、舌强加中冲；多惊加间使、二间、厉兑；衄血加迎香；盗汗加后溪。

HT 7 神门 Shénmén

[特异性] 心经输穴；心经原穴。

[杨甲三取穴技巧] 尺侧腕屈肌腱桡侧缘，腕横纹上，豌豆骨后缘。

[解剖] 皮肤→皮下组织→尺侧腕屈肌腱桡侧缘。

[刺灸] 直刺 0.3～0.5 寸，局部酸胀，可向手指放散。可灸。

[主治] 心悸，失眠，痴呆，头痛，咽干，失音，手臂痛麻。

[提示] 癫狂加阳谷；喘逆加阴陵泉、昆仑、足临泣；呆痴加少商、涌泉；失眠加足三里、行间、百会、照海、印堂。

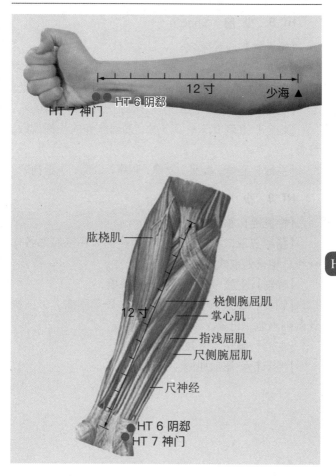

肱桡肌

12寸

桡侧腕屈肌
掌心肌
指浅屈肌
尺侧腕屈肌

尺神经

HT 6 阴郄
HT 7 神门

HT

HT 8　少府　Shàofǔ

[特异性] 心经荥穴。

[杨甲三取穴技巧] 第5掌指关节后，第4、5掌骨之间。简便取穴：仰掌屈指，小指末端所抵于手掌处。

[解剖] 皮肤→皮下组织→第4蚓状肌→第4骨间肌。

[刺灸] 直刺0.2～0.3寸，局部胀痛向小指放散。可灸。

[主治] 心悸，痴呆，发热，阴痒，口疮，小指拘挛。

HT 9　少冲　Shàochōng

[特异性] 心经井穴。

[杨甲三取穴技巧] 小指爪甲桡侧缘和基底部各作一线，相交处取穴，去指甲角0.1寸。

[解剖] 皮肤→皮下组织→指甲根。

[刺灸] ①浅刺0.1～0.2寸，局部胀痛。②三棱针点刺出血。可灸。

[主治] 癫狂，发热，中风昏迷。

[提示] 发热加曲池。

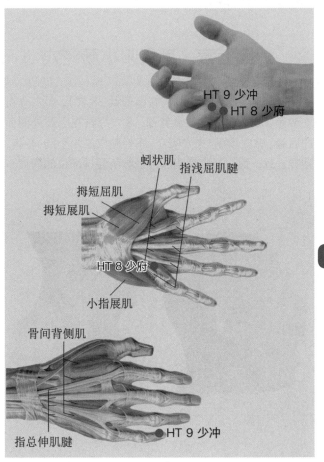

HT 9 少冲
HT 8 少府

蚓状肌
指浅屈肌腱
拇短屈肌
拇短展肌
HT 8 少府
小指展肌

骨间背侧肌
指总伸肌腱
HT 9 少冲

HT

第七章　手太阳小肠经穴

本经一侧 19 穴（左、右两侧共 38 穴），4 穴分布在头颈部，7 穴分布在肩背部，8 穴分布在上肢外侧面的后缘。首穴少泽，末穴听宫。本经腧穴主治小肠、心胸、咽喉、颈、面、五官疾病和本经脉所经过部位的病症。

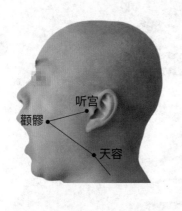

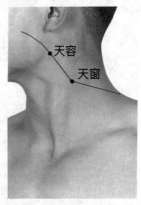

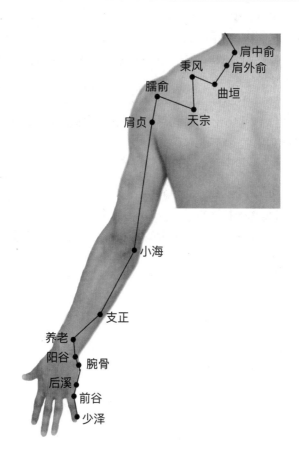

肩中俞
秉风
肩外俞
臑俞
曲垣
肩贞
天宗
小海
支正
养老
阳谷
腕骨
后溪
前谷
少泽

SI 1 少 泽 Shàozé

[特异性] 小肠井穴。

[取穴] 小指爪甲尺侧缘和基底部各作一线，相交处取穴，去指甲角 0.1 寸。

[解剖] 皮肤→皮下组织→指甲根。

[刺灸] ①浅刺 0.1～0.2 寸，局部胀痛。②三棱针点刺出血。可灸。

[主治] 中风昏迷，目昏，产后无乳。

SI 2 前 谷 Qiángǔ

[特异性] 小肠荥穴。

[杨甲三取穴技巧] 手掌尺侧赤白肉际，第 5 掌指关节前方凹陷。

[解剖] 皮肤→皮下组织→小指近节指骨骨膜。

[刺灸] 直刺 0.2～0.3 寸，局部胀痛。可灸。

[主治] 发热无汗，耳鸣，手指麻木。

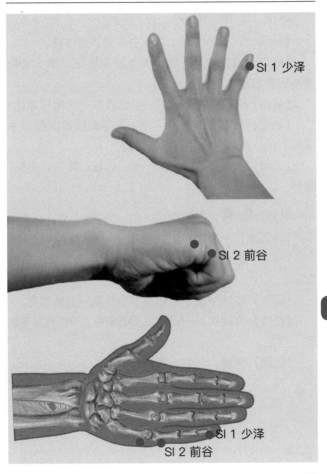

SI 1 少泽

SI 2 前谷

SI 1 少泽

SI 2 前谷

SI

SI 3　后 溪　Hòuxī

[特异性] 小肠输穴；八脉交会穴，通督脉。

[杨甲三取穴技巧] 手掌尺侧赤白肉际，第5掌指关节后方凹陷。

[解剖] 皮肤→皮下组织→小指展肌→小指短屈肌。

[刺灸] 直刺 0.5 ~ 0.8 寸，局部酸胀或向整个手掌部放散，深刺可透合谷穴。可灸。

[主治] 头项疼痛，上肢不遂，目眩，耳鸣，疟疾，癫狂。

SI 4　腕 骨　Wàn'gǔ

[特异性] 小肠经原穴。

[杨甲三取穴技巧] 手腕前方，三角骨前缘，赤白肉际。

[解剖] 皮肤→皮下组织→小指展肌→豆掌韧带。

[刺灸] 直刺 0.3 ~ 0.5 寸，局部酸胀，可扩散至手掌部。可灸。

[主治] 头痛，耳鸣，黄疸，消渴。

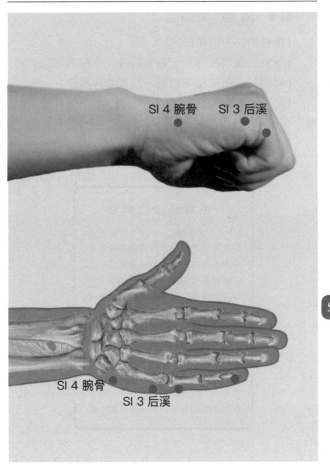

SI 4 腕骨　　SI 3 后溪

SI

SI 4 腕骨
SI 3 后溪

SI

SI 5　阳谷　Yánggǔ

[特异性] 小肠经经穴。

[杨甲三取穴技巧] 三角骨后缘，赤白肉际处。

[解剖] 皮肤→皮下组织→尺侧腕伸肌腱。

[刺灸] 直刺0.3～0.5寸，局部酸胀，可扩散至整个腕关节。可灸。

[主治] 头痛，颈肿，耳鸣，牙痛，腕关节扭伤。

小肠经经穴歌诀

SI十九手小肠，　少泽听宫起止详，
头项耳目热神志，　痒疮痛肿液病良，
少泽小指内甲角，　前谷泽后节前方，
后溪握拳节后取，　腕骨腕前骨陷当，
阳谷三角骨后取，　养老转手髁空藏，
支正腕后上五寸，　小海二骨之中央，
肩贞纹头上一寸，　臑俞贞上胛下方，
天宗冈下窝中取，　秉风冈上窝中央，
曲垣胛冈内上缘，　陶道旁三外俞章，
大椎旁二中俞穴，　天窗扶后大筋旁，
天容耳下曲颊后，　颧髎颧骨下廉乡，
听宫之穴归何处，　耳屏中前陷中央。

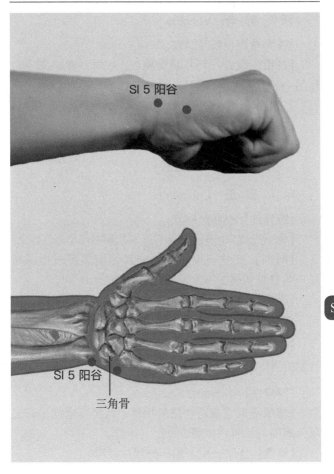

SI

SI 5 阳谷

SI 5 阳谷

三角骨

SI 6 养老 Yǎnglǎo

[特异性] 小肠经郄穴。

[杨甲三取穴技巧] 腕背横纹上1寸。掌心向下，用另一手指按在尺骨小头的最高点，然后掌心转向胸部，当手指滑入的骨缝中取穴。

[解剖] 皮肤→皮下组织→前臂骨间膜。

[刺灸] 斜刺0.5～0.8寸，局部酸麻。可灸。

[主治] 目视不明，急性扭伤。

SI 7 支 正 Zhīzhèng

[特异性] 小肠经络穴。

[杨甲三取穴技巧] 阳谷穴上5寸,阳谷与小海连线上。

[解剖] 皮肤→皮下组织→尺侧腕屈肌→指深屈肌→前臂骨间膜。

[刺灸] 直刺或斜刺0.5～1.0寸，局部重胀，可向下放散至手。可灸。

[主治] 腰背酸痛，四肢无力。

SI 8 小 海 Xiǎohǎi

[特异性] 小肠经合穴。

[杨甲三取穴技巧] 屈肘抬臂，与肘窝横纹平齐之尺骨鹰嘴与肱骨内上髁之间。

[解剖] 皮肤→皮下组织→尺神经沟。

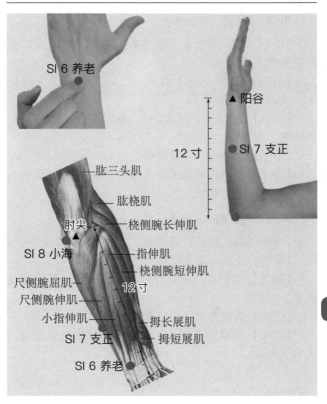

SI 6 养老

▲ 阳谷

SI 7 支正

12寸

肱三头肌

肱桡肌

肘尖

桡侧腕长伸肌

SI 8 小海

指伸肌

桡侧腕短伸肌

尺侧腕屈肌

尺侧腕伸肌

12寸

小指伸肌

拇长展肌

SI 7 支正

拇短展肌

SI 6 养老

SI

[刺灸] 直刺0.2～0.3寸，局部酸胀，向前臂及手部尺侧放散。可弹拨。可灸。

[主治] 头痛，耳鸣，肩臂疼痛，癫痫。

SI 9　肩 贞　Jiānzhēn

[杨甲三取穴技巧] 上臂内收，肩关节后下方，腋后纹头直上 1 寸。

[解剖] 皮肤→皮下组织→三角肌→肱三头肌长头→大圆肌→背阔肌。

[刺灸] 直刺 0.5 ～ 1.0 寸，局部酸胀，向肩及指端传导。可灸。

[主治] 肩胛痛，手臂麻痛。

[提示] 耳鸣不闻加完骨；肩中热，不可以顾加关冲；肩胛下神经痛加天宗、曲垣。

SI 10　臑 俞　Nàoshū

[杨甲三取穴技巧] 肩贞直上，肩胛冈下缘凹陷中。

[解剖] 皮肤→皮下组织→三角肌→冈下肌。

[刺灸] 直刺 0.5 ～ 1.0 寸，局部酸胀，可扩散至肩部。可灸。

[主治] 肩臂酸痛无力，颈项瘰疬。

[提示] 臂痛加天宗、手五里；乳腺增生加天宗、肩井、肾俞。

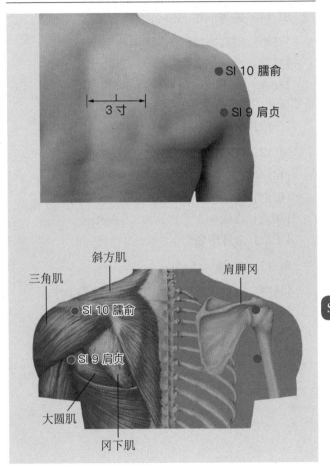

3寸

● SI 10 臑俞
● SI 9 肩贞

斜方肌

肩胛冈

三角肌

○ SI 10 臑俞

○ SI 9 肩贞

大圆肌

冈下肌

SI

129

SI 11 天宗 Tiānzōng

[杨甲三取穴技巧] 肩胛冈中点下缘下 1 寸。

[解剖] 皮肤→皮下组织→斜方肌→冈下肌。

[刺灸] 直刺或向四周斜刺，进针 0.5 ~ 1.0 寸，局部酸胀，或传导至手指。可灸。

[主治] 肩胛痛，乳痈。

SI 12 秉风 Bǐngfēng

[杨甲三取穴技巧] 肩胛冈中点上缘上 1 寸。

[解剖] 皮肤→皮下组织→斜方肌→冈上肌。

[刺灸] 直刺 0.3 ~ 0.5 寸，局部酸胀。可灸。

[主治] 肩胛疼痛拘挛。

SI 13 曲垣 Qūyuán

[杨甲三取穴技巧] 肩胛冈内端上缘外 1 寸。

[解剖] 皮肤→皮下组织→斜方肌→冈上肌。

[刺灸] 直刺 0.3 ~ 0.5 寸，局部酸胀。可灸。

[主治] 肩胛疼痛，不举，上肢酸麻。

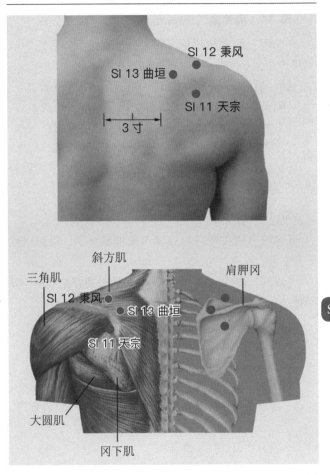

SI 12 秉风

SI 13 曲垣

SI 11 天宗

3寸

斜方肌

三角肌

SI 12 秉风

SI 13 曲垣

SI 11 天宗

肩胛冈

大圆肌

冈下肌

SI

SI 14　肩外俞　Jiānwàishū

[杨甲三取穴技巧] 平第 1 胸椎棘突下，后正中线旁开 3 寸。

[解剖] 皮肤→皮下组织→斜方肌→肩胛提肌。

[刺灸] 斜刺 0.3 ～ 0.5 寸，局部酸胀。可灸。

[主治] 肩背酸痛，颈项强急，上肢冷痛等。

[注意事项] 不可深刺，以免刺伤胸膜和肺。

[提示] 颈项强急，肩背痛加天宗、臑俞；妇女避孕加三阴交。

SI 15　肩中俞　Jiānzhōngshū

[杨甲三取穴技巧] 平第 7 颈椎棘突下，后正中线旁开 2 寸。

[解剖] 皮肤→皮下组织→斜方肌→肩胛提肌→小菱形肌。

[刺灸] 斜刺 0.3 ～ 0.5 寸，局部酸胀。可灸。

[主治] 咳嗽，肩背酸痛，颈项强急。

[注意事项] 同肩外俞。

[提示] 肺结核加肩外俞、大杼、附分、肺俞、气户、俞府、库房；斜方肌麻痹加肩外俞、附分、魄户、膏肓。

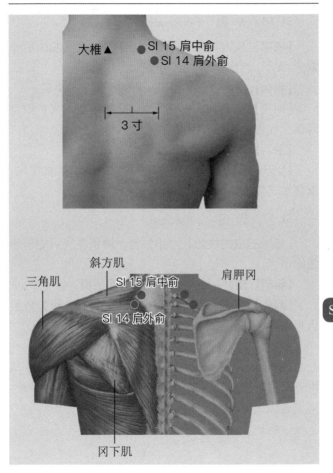

大椎▲　● SI 15 肩中俞
　　　　● SI 14 肩外俞

3 寸

斜方肌
三角肌　　SI 15 肩中俞
　　　　　SI 14 肩外俞
肩胛冈
冈下肌

SI

SI 16　天 窗　Tiānchuāng

[杨甲三取穴技巧] 平喉结，于胸锁乳突肌的后缘取穴。

[解剖] 皮肤→皮下组织→肩胛提肌→头夹肌。

[刺灸] 直刺0.3～0.5寸，局部酸胀，可扩散至耳部、枕部、咽喉部。可灸。

[主治] 咽喉肿痛，失语，颈项痛。

[提示] 瘿肿加臑会；失音不语加百会；口噤加翳风；面热加天突。

SI 17　天 容　Tiānróng

[杨甲三取穴技巧] 平下颌角，胸锁乳突肌的前缘凹陷中。

[解剖] 皮肤→皮下组织→二腹肌后腹。

[刺灸] 直刺0.5～0.8寸，局部酸胀，可扩散至舌根或咽喉部。可灸。

[主治] 咽喉肿痛，头项痛肿，耳鸣。

[提示] 咳逆上气加行间；肩痛不可举加秉风；耳鸣耳聋加听会、听宫；颈项肿不可顾加前谷、角孙、腕骨、支正。

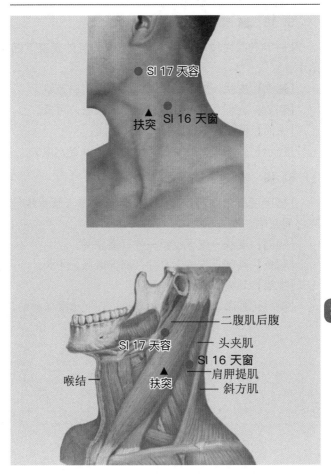

SI

SI 18 颧 髎 Quánliáo

[杨甲三取穴技巧] 颧骨高点下缘，目外眦直下凹陷中。

[解剖] 皮肤→皮下组织→颧肌→咬肌→颞肌。

[刺灸] 直刺 0.2～0.3 寸，局部酸胀。可灸。

[主治] 面痛，口眼㖞斜，龈肿齿痛。

[提示] 齿痛加二间；三叉神经痛加合谷、内关。

SI 19 听 宫 Tīnggōng

[杨甲三取穴技巧] 微张口，耳屏前与下颌骨髁状突之间凹陷。

[解剖] 皮肤→皮下组织→外耳道软骨。

[刺灸] 直刺 0.5～1.0 寸，局部酸胀。可灸。

[主治] 耳鸣，耳聋，聤耳。

[提示] 耳聋、气闭加听会、翳风；心下悲凄加脾俞。

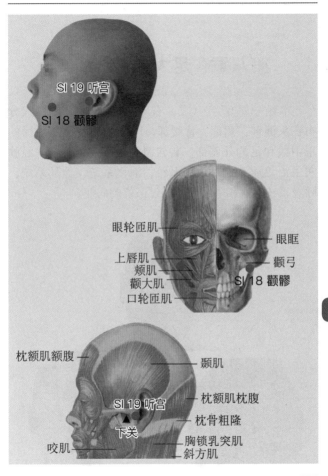

SI 19 听宫
SI 18 颧髎

眼轮匝肌
眼眶
上唇肌
颧弓
颊肌
颧大肌
SI 18 颧髎
口轮匝肌

枕额肌额腹
颞肌
枕额肌枕腹
SI 19 听宫
枕骨粗隆
▲
下关
胸锁乳突肌
咬肌
斜方肌

SI

137

第八章　足太阳膀胱经穴

　　本经一侧67穴（左、右两侧共134穴），49穴分布在头面部、颈部、背腰部，18穴分布在下肢后面的正中线和足的外侧部。首穴睛明，末穴至阴。本经腧穴主治泌尿系统、生殖系统、消化系统、循环系统、呼吸系统疾病和本经脉所经过部位的病症。

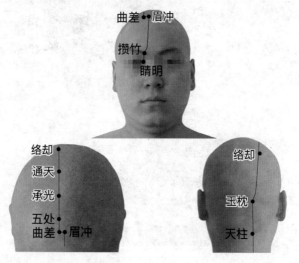

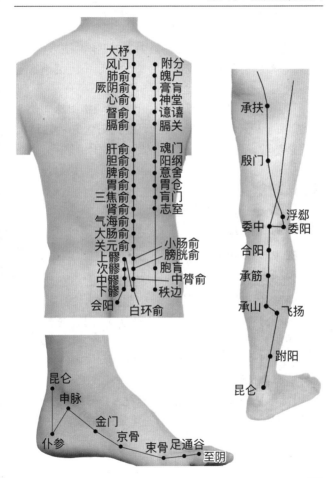

大杼
风门
肺俞
厥阴俞
心俞
督俞
膈俞
肝俞
胆俞
脾俞
胃俞
三焦俞
肾俞
气海俞
大肠俞
关元俞
上髎
次髎
中髎
下髎
会阳

附分
魄户
膏肓
神堂
譩譆
膈关
魂门
阳纲
意舍
胃仓
肓门
志室

小肠俞
膀胱俞
胞肓
中膂俞
秩边
白环俞

承扶
殷门
浮郄
委中
委阳
合阳
承筋
承山
飞扬
跗阳
昆仑

昆仑
申脉
金门
仆参
京骨
束骨
足通谷
至阴

BL 1　睛明　Jīngmíng

［杨甲三取穴技巧］目内眦内上方凹陷中。

［解剖］皮肤→皮下组织→眼轮匝肌→上泪小管上方→内直肌与筛骨眶板之间。

［刺灸］嘱患者闭目，医生用左手轻推眼球向外侧固定，右手持针缓慢刺入，紧靠眼眶直刺 0.3 ～ 0.5 寸，不提插捻转，局部酸胀，并扩散至眼周围。禁灸。

［主治］目赤肿痛，迎风流泪，近视，夜盲，急性腰扭伤。

［注意事项］出针时按压针孔片刻，避免内出血。本穴针刺不可过深。

BL 2　攒竹　Cuánzhú

［杨甲三取穴技巧］眉毛内侧端，眶上切迹。

［解剖］皮肤→皮下组织→枕额肌→眼轮匝肌。

［刺灸］下斜刺或平刺透鱼腰 0.5 ～ 1.0 寸，眼眶周围酸胀。禁灸。

［主治］头痛，眉棱骨痛，眼睑动，口眼㖞斜，目赤肿痛，迎风流泪，近视。

［提示］面部疾病加龈交、玉枕；心邪癫狂加尺泽、间使、阳溪；醉头风加印堂、三里；目痛头痛加头维。

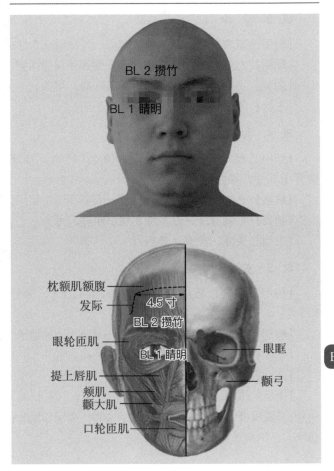

BL 2 攒竹
BL 1 睛明

枕额肌额腹
发际 4.5寸
BL 2 攒竹
眼轮匝肌
BL 1 睛明
眼眶
提上唇肌
颧弓
颊肌
颧大肌
口轮匝肌

BL

BL 3 眉 冲 Méichōng

[杨甲三取穴技巧] 眉头攒竹直上，入发际 0.5 寸。

[解剖] 皮肤→皮下组织→枕额肌→腱膜下结缔组织。

[刺灸] 平刺 0.3～0.5 寸，局部胀痛。可灸。

[主治] 眩晕，头痛，鼻塞，目视不明。

BL 4 曲 差 Qūchā

[杨甲三取穴技巧] 前发际正中直上 0.5 寸，神庭旁开 1.5 寸，神庭与头维连线上。

[解剖] 皮肤→皮下组织→枕额肌→腱膜下结缔组织。

[刺灸] 平刺 0.3～0.5 寸，局部胀痛。可灸。

[主治] 头痛，鼻塞，鼻衄。

BL 5 五 处 Wǔchù

[杨甲三取穴技巧] 前发际正中直上 1.0 寸，旁开 1.5 寸。

[解剖] 皮肤→皮下组织→枕额肌→腱膜下结缔组织。

[刺灸] 平刺 0.3～0.5 寸，局部胀痛。可灸。

[主治] 小儿惊风，头痛，目眩，目视不明。

[提示] 热病（出汗寒热）加攒竹、正营、上脘、缺盆、中府；脊强反折、癫疾、头重加身柱、委中、委阳、昆仑；伤寒、汗出寒热加攒竹、上脘。

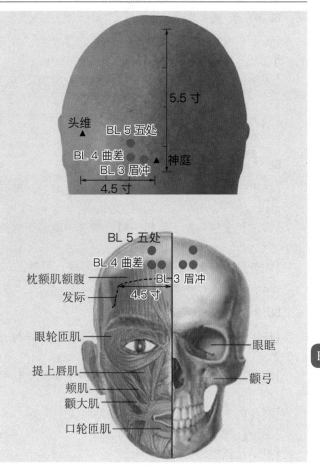

5.5 寸

头维

BL 5 五处

BL 4 曲差

BL 3 眉冲

神庭

4.5 寸

BL 5 五处

BL 4 曲差

枕额肌额腹 —— BL 3 眉冲

发际 —— 4.5 寸

眼轮匝肌 ——

提上唇肌 ——

颊肌 ——

颧大肌 ——

口轮匝肌 ——

眼眶

颧弓

BL

143

BL 6 承光 Chéngguāng

[杨甲三取穴技巧] 前发际正中直上 2.5 寸, 旁开 1.5 寸。

[解剖] 皮肤→皮下组织→帽状腱膜→腱膜下结缔组织。

[刺灸] 平刺 0.3 ~ 0.5 寸, 局部胀痛。可灸。

[主治] 头痛, 目痛, 目视不明等。

BL 7 通天 Tōngtiān

[杨甲三取穴技巧] 前发际正中直上 4.0 寸, 旁开 1.5 寸。

[解剖] 皮肤→皮下组织→帽状腱膜→腱膜下结缔组织。

[刺灸] 平刺 0.3 ~ 0.5 寸, 局部胀痛。可灸。

[主治] 头痛, 鼻塞。

BL 8 络却 Luòquè

[杨甲三取穴技巧] 前发际正中直上 5.5 寸, 旁开 1.5 寸。

[解剖] 皮肤→皮下组织→帽状腱膜→腱膜下结缔组织。

[刺灸] 平刺 0.3 ~ 0.5 寸, 局部胀痛。可灸。

[主治] 眩晕, 癫痫, 鼻塞。

[提示] 狂症加听会、身柱。

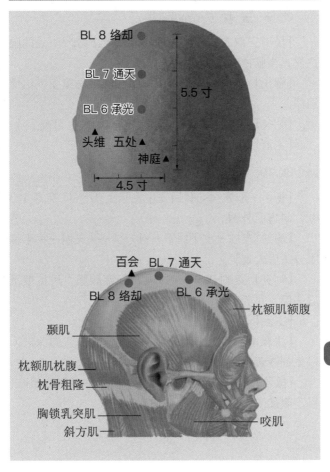

BL 9　玉枕　Yùzhěn

[杨甲三取穴技巧] 先取枕外粗隆上缘凹陷处的脑户穴，当脑户旁开1.3寸处。

[解剖] 皮肤→皮下组织→帽状腱膜→腱膜下结缔组织。

[刺灸] 平刺0.3～0.5寸，局部酸胀。可灸。

[主治] 头痛，鼻塞。

BL 10　天柱　Tiānzhù

[杨甲三取穴技巧] 后正中发际上0.5寸，旁开1.3寸，斜方肌外侧。

[解剖] 皮肤→皮下组织→斜方肌→头夹肌→头半棘肌→头后大直肌。

[刺灸] 直刺0.5～0.8寸，局部酸胀，可扩散至后头部。可灸。

[主治] 头痛，项强，肩背痛。

[注意事项] 宜直刺向前，切勿向前内方向深进，以免刺透寰枢后膜进入椎管，损伤脊髓。

[提示] 热病汗不出加风池、商阳、关冲、腋门；目眩、目不明加陶道、昆仑；头痛加陶道。

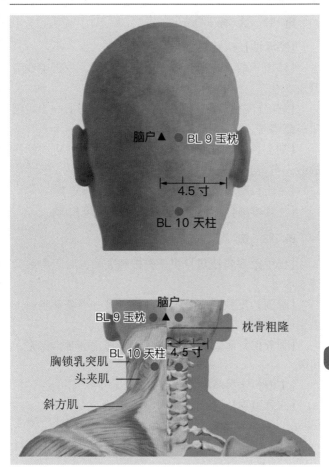

脑户▲ ● BL 9 玉枕

4.5 寸

BL 10 天柱

脑户

BL 9 玉枕 ● ▲ ●

枕骨粗隆

胸锁乳突肌 —— BL 10 天柱 4.5 寸

头夹肌 ——

斜方肌 ——

BL

BL 11 大 杼 Dàzhù

[特异性] 八会穴之一，骨之会穴。

[杨甲三取穴技巧] 第 1 胸椎棘突下，后正中线旁开 1.5 寸。

[解剖] 皮肤→皮下组织→斜方肌→菱形肌→上后锯肌→骶棘肌。

[刺灸] 斜刺 0.5 ～ 0.8 寸，局部酸胀，可向肋间放散。可灸。

[主治] 颈项强，肩背痛，喘息，胸胁支满。

[注意事项] 不可深刺，以免刺伤胸膜和肺。

BL 12 风 门 Fēngmén

[杨甲三取穴技巧] 第 2 胸椎棘突下，后正中线旁开 1.5 寸。

[解剖] 皮肤→皮下组织→斜方肌→小菱形肌→上后锯肌→骶棘肌。

[刺灸] 斜刺 0.5 ～ 0.8 寸，局部酸胀，可向肋间放散。可灸。

[主治] 伤风咳嗽，发热头痛。

[注意事项] 同大杼。

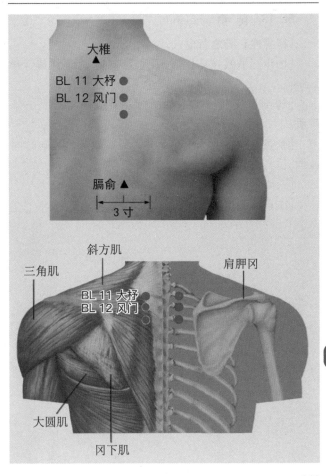

大椎
▲

BL 11 大杼 ●
BL 12 风门 ●
●

膈俞 ▲

|← 3 寸 →|

斜方肌

三角肌

肩胛冈

BL 11 大杼 ●
BL 12 风门 ●

大圆肌

冈下肌

BL

BL 13　肺　俞　Fèishū

[特异性] 肺之背俞穴。

[杨甲三取穴技巧] 第3胸椎棘突下，后正中线旁开1.5寸。

[解剖] 皮肤→皮下组织→斜方肌→菱形肌→骶棘肌。

[刺灸] 斜刺0.5～0.8寸，局部酸胀，可向肋间放散。可灸。

[主治] 咳喘，胸痛，脊背痛。

[注意事项] 同大杼。

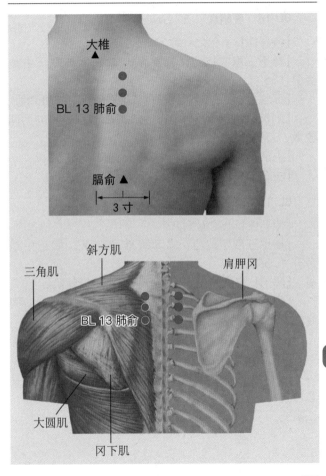

大椎 ▲

BL 13 肺俞 ●

膈俞 ▲

3 寸

斜方肌

三角肌

BL 13 肺俞

肩胛冈

大圆肌

冈下肌

BL

151

BL 14　厥阴俞　Juéyīnshū

[特异性] 心包之背俞穴。

[杨甲三取穴技巧] 第 4 胸椎棘突下，后正中线旁开 1.5 寸。

[解剖] 皮肤→皮下组织→斜方肌→菱形肌→骶棘肌。

[刺灸] 斜刺 0.5 ～ 0.8 寸，局部酸胀，可向肋间放散。可灸。

[主治] 心痛，心悸，胸闷。

[注意事项] 同大杼。

BL 15　心　俞　Xīnshū

[特异性] 心之背俞穴。

[杨甲三取穴技巧] 第 5 胸椎棘突下，后正中线旁开 1.5 寸。

[解剖] 皮肤→皮下组织→斜方肌→骶棘肌。

[刺灸] 斜刺 0.5 ～ 0.8 寸，局部酸胀，可向肋间放散。可灸。

[主治] 心悸,胸闷,咳嗽，失眠,健忘,梦遗,盗汗。

[注意事项] 同大杼。

[提示] 心胀加列缺；悲愁恍惚加天井、神道；喜悲泣加神门、解溪、大陵；遗精白浊加肾俞、关元、三阴交。

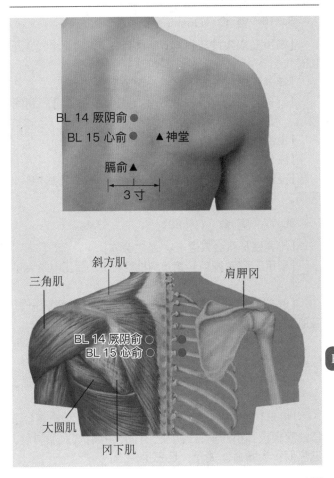

BL 14 厥阴俞 ●
BL 15 心俞 ●　▲神堂
膈俞 ▲
3寸

斜方肌
肩胛冈
三角肌
BL 14 厥阴俞 ○
BL 15 心俞 ○
大圆肌
冈下肌

BL

BL 16 督俞 Dūshū

[杨甲三取穴技巧] 第6胸椎棘突下，后正中线旁开1.5寸。

[解剖] 皮肤→皮下组织→斜方肌→骶棘肌。

[刺灸] 斜刺0.5～0.8寸，局部酸胀，可向肋间放散。可灸。

[主治] 心痛，腹痛，肠鸣，身体虚弱。

[注意事项] 同大杼。

[提示] 胃脘痛，腹痛，腹胀等加列缺；心痛加神门、解溪。

BL 17 膈俞 Géshū

[特异性] 八会穴之一，血之会穴。

[杨甲三取穴技巧] 第7胸椎棘突下，后正中线旁开1.5寸。

[解剖] 皮肤→皮下组织→斜方肌→背阔肌→骶棘肌。

[刺灸] 斜刺0.5～0.8寸，局部酸胀，可向肋间放散。可灸。

[主治] 咯血，衄血，便血，心悸，胸痛，呕吐，呃逆。

[注意事项] 同大杼。

[提示] 癫疾加肝俞；热病加中府；留饮加腹通谷；急性腹膜炎加小肠俞、三阴交、行间、阴廉；贫血加脾俞、三焦俞、大肠俞、关元、足三里。

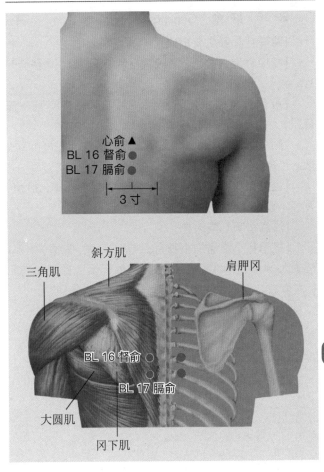

心俞 ▲
BL 16 督俞 ●
BL 17 膈俞 ●

3寸

斜方肌

三角肌

肩胛冈

BL 16 督俞 ●

BL 17 膈俞 ●

大圆肌

冈下肌

BL

BL 18　肝 俞　Gānshū

[特异性] 肝之背俞穴。

[杨甲三取穴技巧] 第9胸椎棘突下，后正中线旁开1.5寸。

[解剖] 皮肤→皮下组织→斜方肌→背阔肌→骶棘肌。

[刺灸] 斜刺0.5～0.8寸，局部酸胀，可向肋间放散。可灸。

[主治] 腹胀，胸胁支满，黄疸，目赤痛痒，吐血，月经不调，颈项强痛，腰背痛，寒疝。

[注意事项] 同大杼。

[提示] 小腹痛加小肠俞、照海、下廉、丘墟、中都；唾血加承满、肩中俞；目生白翳加解溪；青盲加商阳（左取右、右取左）。

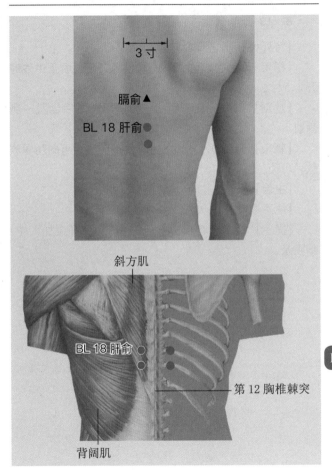

3寸

膈俞▲

BL 18 肝俞●

斜方肌

BL 18 肝俞○

第12胸椎棘突

背阔肌

BL

BL 19 胆 俞 Dǎnshū

［特异性］胆之背俞穴。

［杨甲三取穴技巧］第 10 胸椎棘突下，后正中线旁开 1.5 寸。

［解剖］皮肤→皮下组织→背阔肌→下后锯肌→骶棘肌。

［刺灸］斜刺 0.5 ～ 0.8 寸，局部酸胀，可向肋间放散。可灸。

［主治］黄疸，口苦，肺痨。

［注意事项］同大杼。

［提示］口干加商阳、小肠俞；传染性肝炎加太冲、阳陵泉。

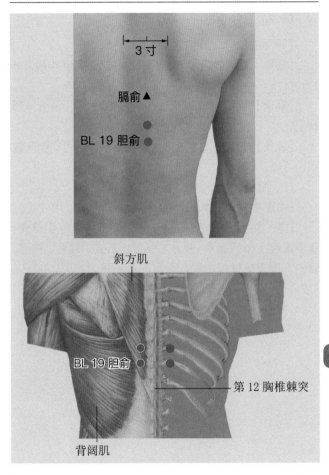

3寸

膈俞▲

BL 19 胆俞

斜方肌

BL 19 胆俞

第 12 胸椎棘突

背阔肌

BL

BL 20 脾 俞 Píshū

[特异性] 脾之背俞穴。

[杨甲三取穴技巧] 第 11 胸椎棘突下，后正中线旁开 1.5 寸。

[解剖] 皮肤→皮下组织→背阔肌→下后锯肌→骶棘肌。

[刺灸] 斜刺 0.5 ~ 0.8 寸，局部酸胀，可向肋间放散。可灸。

[主治] 腹痛，呕吐，泄泻，便血。

[注意事项] 同大杼。

[提示] 热痉加肾俞；食多身瘦（腹中气胀引脊痛、食多身瘦）加大肠俞；腰脊急强加小肠俞、腰俞、神道、脊中；脾胃虚证加中脘、天枢、足三里。

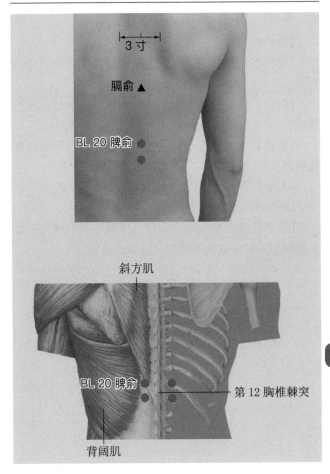

膈俞 ▲

BL 20 脾俞 ●

斜方肌

BL 20 脾俞 ●

第 12 胸椎棘突

背阔肌

BL

BL 21　胃俞　Wèishū

[特异性] 胃之背俞穴。

[杨甲三取穴技巧] 第 12 胸椎棘突下，后正中线旁开 1.5 寸。

[解剖] 皮肤→皮下组织→背阔肌→下后锯肌→骶棘肌。

[刺灸] 直刺 0.5～0.8 寸，局部酸胀，可向腰部及腹部放散。可灸。

[主治] 胃痛，呕吐，疳积。

[注意事项] 不可直刺过深。

[提示] 呕吐加肾俞、石门、中庭；胃中寒胀、食多身瘦加肾俞；食欲不振加足三里、中脘。

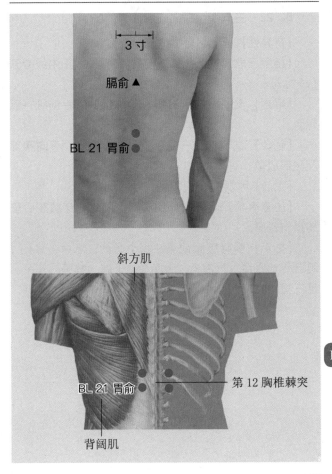

3寸

膈俞 ▲

BL 21 胃俞

斜方肌

BL 21 胃俞

第 12 胸椎棘突

背阔肌

BL

BL 22　三焦俞　Sānjiāoshū

[特异性] 三焦之背俞穴。

[杨甲三取穴技巧] 第 1 腰椎棘突下,后正中线旁开 1.5 寸。

[解剖] 皮肤→皮下组织→背阔肌→下后锯肌→骶棘肌。

[刺灸] 直刺 0.8～1.0 寸,局部酸胀,可向腰部及腹部放散。可灸。

[主治] 水肿,小便不利,肠鸣泄泻。

[注意事项] 不宜向外侧深刺,以免刺穿腹腔后壁而损伤肾脏。

[提示] 肠鸣腹胀欲泻注加小肠俞、意舍、章门;胆石症加肾俞、气海俞、大肠俞、上脘、鸠尾、外关、足三里、右章门、右京门。

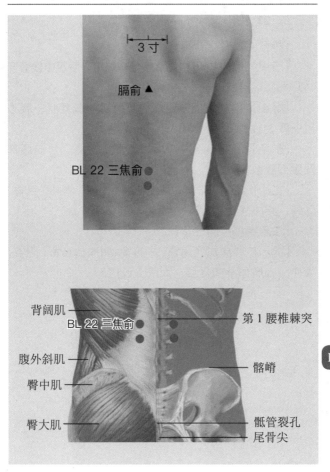

3寸

膈俞 ▲

BL 22 三焦俞 ●

背阔肌

BL 22 三焦俞 ●

腹外斜肌

臀中肌

臀大肌

第 1 腰椎棘突

髂嵴

骶管裂孔

尾骨尖

BL

BL 23 肾俞 Shènshū

[特异性] 肾之背俞穴。

[杨甲三取穴技巧] 第2腰椎棘突下，后正中线旁开1.5寸。

[解剖] 皮肤→皮下组织→背阔肌→骶棘肌→腰方肌→腰大肌。

[刺灸] 直刺0.8～1.0寸，局部酸胀，可向腰部及腹部放散。可灸。

[主治] 遗精，阳痿，月经不调，遗尿，水肿，目昏，耳鸣，腰膝酸痛。

[注意事项] 同三焦俞。

[提示] 腰痛加气海俞、中膂俞；阴痛加志室、阴谷、太冲；心痛如悬加复溜、大陵、云门。

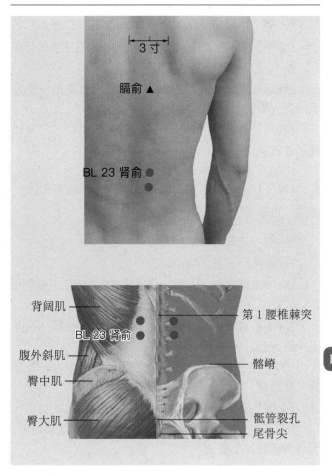

3寸

膈俞 ▲

BL 23 肾俞

背阔肌 —

BL 23 肾俞

腹外斜肌 —

臀中肌 —

臀大肌 —

第 1 腰椎棘突

髂嵴

骶管裂孔

尾骨尖

BL

167

BL 24　气海俞　Qìhǎishū

[杨甲三取穴技巧] 第3腰椎棘突下，后正中线旁开1.5寸。

[解剖] 皮肤→皮下组织→背阔肌→骶棘肌→腰方肌→腰大肌。

[刺灸] 直刺0.8～1.0寸，局部酸胀，可向臀部及下肢放散。可灸。

[主治] 痛经，痔漏，腰痛，腿膝不利。

[提示] 膀胱结石加大肠俞、小肠俞、膀胱俞、上髎、中髎、足三里、三阴交。

BL 25　大肠俞　Dàchángshū

[特异性] 大肠之背俞穴。

[杨甲三取穴技巧] 第4腰椎棘突下，后正中线旁开1.5寸。

[解剖] 皮肤→皮下组织→背阔肌→骶棘肌→腰方肌→腰大肌。

[刺灸] 直刺0.8～1.0寸，局部酸胀，可向臀部及下肢放散。可灸。

[主治] 腹痛，泄泻，便秘，腰脊强痛等。

[提示] 洞泄，食不化加肾俞；食不下，喜饮加周荣；大小便疾病加小肠俞。

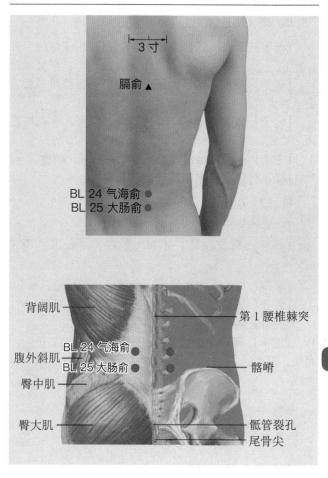

3 寸

膈俞 ▲

BL 24 气海俞 ●
BL 25 大肠俞 ●

背阔肌 ——

腹外斜肌 ——
BL 24 气海俞 ●
BL 25 大肠俞 ●

臀中肌 ——

臀大肌 ——

第 1 腰椎棘突

髂嵴

骶管裂孔
尾骨尖

BL

169

BL 26　关元俞　Guānyuánshū

[杨甲三取穴技巧] 第5腰椎棘突下,后正中线旁开1.5寸。

[解剖] 皮肤→皮下组织→背阔肌→骶棘肌→腰方肌→腰大肌。

[刺灸] 直刺0.8～1.0寸,局部酸胀,有麻电感向下放散。可灸。

[主治] 腹胀,泄泻,小便不利,遗尿,腰痛。

[提示] 风劳腰痛加膀胱俞。

BL 27　小肠俞　Xiǎochángshū

[特异性] 小肠之背俞穴。

[杨甲三取穴技巧] 平第1骶后孔,骶正中嵴旁1.5寸。

[解剖] 皮肤→皮下组织→背阔肌→骶棘肌。

[刺灸] 直刺0.8～1.0寸,局部酸胀。可灸。

[主治] 痢疾,泄泻,疝气,痔。

[提示] 腰脊痛加中膂俞、白环俞;短气加鱼际、大陵、肝俞。

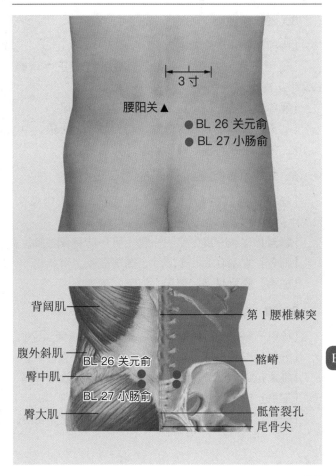

3寸

腰阳关▲

● BL 26 关元俞
● BL 27 小肠俞

背阔肌

第 1 腰椎棘突

腹外斜肌

BL 26 关元俞

髂嵴

臀中肌

BL 27 小肠俞

臀大肌

骶管裂孔
尾骨尖

BL

BL 28　膀胱俞　Pángguāngshū

[特异性] 膀胱之背俞穴。

[杨甲三取穴技巧] 平第 2 骶后孔，骶正中嵴旁
1.5 寸。

[解剖] 皮肤→皮下组织→背阔肌→骶棘肌。

[刺灸] 直刺 0.8 ～ 1.0 寸，局部酸胀。可灸。

[主治] 小便赤涩，癃闭，遗尿，遗精。

BL 29　中膂俞　Zhōnglǚshū

[杨甲三取穴技巧] 平第 3 骶后孔，骶正中嵴旁
1.5 寸。

[解剖] 皮肤→皮下组织→臀大肌→髂骨翼骨膜。

[刺灸] 直刺 0.8 ～ 1.0 寸，局部酸胀。可灸。

[主治] 腰脊强痛，消渴，疝气，痢疾。

BL 30　白环俞　Báihuánshū

[杨甲三取穴技巧] 平第 4 骶后孔，骶正中嵴旁 1.5 寸。

[解剖] 皮肤→皮下组织→臀大肌→骶结节韧带。

[刺灸] 直刺 1.0 ～ 1.5 寸，局部酸胀，可扩散至臀部。

[主治] 白带，月经不调，遗精，腰腿痛。

[提示] 大小便不利加承扶、大肠俞；腰背痛加委中。

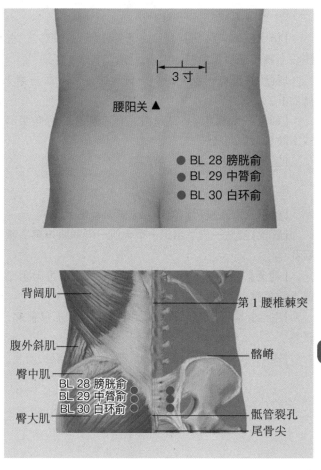

3寸

腰阳关 ▲

● BL 28 膀胱俞
● BL 29 中膂俞
● BL 30 白环俞

背阔肌

腹外斜肌

臀中肌

BL 28 膀胱俞
BL 29 中膂俞
BL 30 白环俞

臀大肌

第1腰椎棘突

髂嵴

骶管裂孔

尾骨尖

BL

173

BL 31　上髎　Shàngliáo

[杨甲三取穴技巧]　俯卧，于第 1 骶后孔取穴。在髂后上棘与骶后正中线的中点。

[解剖]　皮肤→皮下组织→臀大肌→骶棘肌→第 1 骶后孔。

[刺灸]　直刺 0.8 ～ 1.0 寸，骶部酸胀，可向阴部或下肢扩散。可灸。

[主治]　带下，遗精，腰骶痛。

BL 32　次髎　Cìliáo

[杨甲三取穴技巧]　俯卧，于第 2 骶后孔取穴。

[解剖]皮肤→皮下组织→臀大肌→骶棘肌→第 2 骶后孔。

[刺灸]　直刺 0.8 ～ 1.0 寸，骶部酸胀，可向阴部或下肢扩散。可灸。

[主治]　痛经，遗精，阳痿，阴挺，二便不利，腰骶痛，膝软。

[提示]腰脊痛恶寒加胞肓、承筋；绝子加涌泉、商丘。

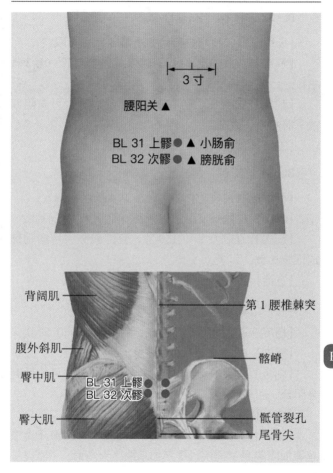

3寸

腰阳关 ▲

BL 31 上髎 ● ▲ 小肠俞
BL 32 次髎 ● ▲ 膀胱俞

背阔肌

第 1 腰椎棘突

腹外斜肌

髂嵴

臀中肌

BL 31 上髎 ● ●
BL 32 次髎 ● ●

臀大肌

骶管裂孔

尾骨尖

BL

BL 33 中髎 Zhōngliáo

[杨甲三取穴技巧] 俯卧，于第3骶后孔取穴。

[解剖] 皮肤→皮下组织→臀大肌→骶棘肌→第3骶后孔。

[刺灸] 直刺0.8～1.0寸，骶部酸胀，可向阴部或下肢扩散。可灸。

[主治] 月经不调，便秘，腰骶痛。

BL 34 下髎 Xiàliáo

[杨甲三取穴技巧] 俯卧，于第4骶后孔取穴。

[解剖] 皮肤→皮下组织→骶棘肌→第4骶后孔。

[刺灸] 直刺0.8～1.0寸，骶部酸胀，可向阴部或下肢扩散。可灸。

[主治] 腹痛，便秘，小便不利，腰骶痛。

BL 35 会阳 Huìyáng

[杨甲三取穴技巧] 尾骨端，后中线旁开0.5寸。

[解剖] 皮肤→皮下组织→臀大肌。

[刺灸] 直刺0.8～1.0寸，局部酸胀，可扩散到会阴部。可灸。

[主治] 泄泻，痔，便血，阳痿，带下。

[提示] 赤白带下，阳痿，行经腰痛，阴部汗湿瘙痒等加阴陵泉；痢疾，痔疾加承扶、大肠俞。

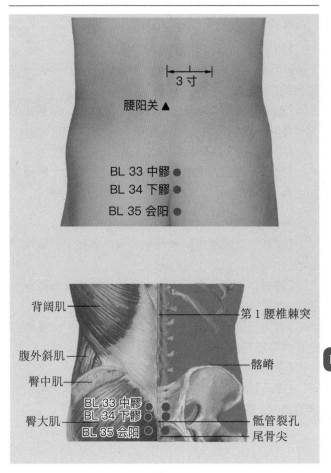

3寸

腰阳关 ▲

BL 33 中髎 ●
BL 34 下髎 ●
BL 35 会阳 ●

背阔肌
腹外斜肌
臀中肌
BL 33 中髎
BL 34 下髎
臀大肌
BL 35 会阳

第1腰椎棘突
髂嵴
骶管裂孔
尾骨尖

BL

177

BL 36　承 扶　Chéngfú

[杨甲三取穴技巧] 俯卧，臀横纹的中点。

[解剖] 皮肤→皮下组织→阔筋膜→坐骨神经→内收大肌。

[刺灸] 直刺 1.5～2.5 寸，局部酸胀，针感如闪电样传导至足。可灸。

[主治] 痔，腰腿疼痛麻木。

[提示] 痔疾，大便难加白环俞、大肠俞；腰脊痛加中膂俞、白环俞。

BL 37　殷 门　Yīnmén

[杨甲三取穴技巧] 承扶与委中的连线上，承扶下6寸。

[解剖] 皮肤→皮下组织→阔筋膜→坐骨神经→半腱肌与股二头肌之间。

[刺灸] 直刺 1.5～2.5 寸，局部酸胀，针感如闪电样传导至足。可灸。

[主治] 腰腿疼痛。

[提示] 腰背痛，坐骨神经痛，下肢麻痹，小儿麻痹后遗症，股部炎症等加承扶、大肠俞、委中。

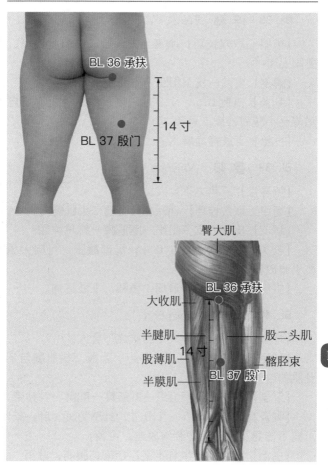

BL 36 承扶

BL 37 殷门

14寸

臀大肌

BL 36 承扶

大收肌

半腱肌

股薄肌

半膜肌

14寸

股二头肌

髂胫束

BL 37 殷门

BL

BL 38　浮　郄　Fúxì

[杨甲三取穴技巧] 腘窝上方，股二头肌腱内侧，委阳上 1 寸。

[解剖] 皮肤→皮下组织→腘筋膜→腓总神经。

[刺灸] 直刺 0.5 ~ 1.0 寸，局部酸胀，可有麻电感传至小腿前外侧。可灸。

[主治] 下肢疼痛麻木。

BL 39　委　阳　Wěiyáng

[特异性] 三焦之下合穴。

[杨甲三取穴技巧] 横纹上，当股二头肌腱内侧缘。

[解剖] 皮肤→皮下组织→腘筋膜→腓总神经。

[刺灸] 直刺 0.5 ~ 1.0 寸，局部酸胀，可向大腿和小腿放散。可灸。

[主治] 小便不利，遗溺，便秘，下肢疼痛。

BL 40　委　中　Wěizhōng

[特异性] 膀胱经合穴；膀胱之下合穴。

[杨甲三取穴技巧] 横纹中点，当股二头肌腱与半腱肌的中间。

[解剖] 皮肤→皮下组织→腘筋膜→腘窝→斜韧带。

[刺灸] ①直刺 0.5 ~ 1.0 寸，针感为沉、麻、胀，可向下传导至足部。②刺络放血。可灸。

[主治] 腰脊痛，半身不遂，疔疮，腹痛，吐泻。

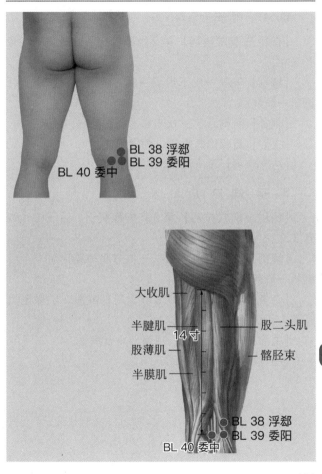

BL 38 浮郄
BL 39 委阳
BL 40 委中

大收肌
半腱肌
股薄肌
半膜肌
14寸
股二头肌
髂胫束

BL 38 浮郄
BL 39 委阳
BL 40 委中

BL

BL 41　附 分　Fùfēn

[杨甲三取穴技巧] 第2胸椎棘突下，后正中线旁开3寸。

[解剖] 皮肤→皮下组织→斜方肌→菱形肌→上后锯肌→骶棘肌。

[刺灸] 斜刺0.5～0.8寸，局部酸胀。可灸。

[主治] 肩背拘急疼痛，颈项强痛。

[注意事项] 不可深刺，以防气胸。

BL 42　魄 户　Pòhù

[杨甲三取穴技巧] 第3胸椎棘突下，后正中线旁开3寸。

[解剖] 皮肤→皮下组织→斜方肌→菱形肌→上后锯肌→骶棘肌。

[刺灸] 斜刺0.5～0.8寸，局部酸胀，扩散至肩胛部。可灸。

[主治] 咳嗽，气喘，项强，肩背痛。

[注意事项] 同附分。

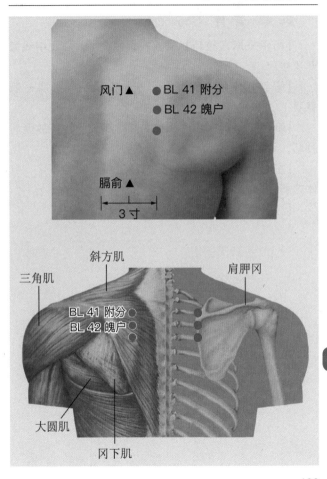

风门 ▲
● BL 41 附分
● BL 42 魄户

膈俞 ▲
3 寸

斜方肌
三角肌
肩胛冈
BL 41 附分
BL 42 魄户
大圆肌
冈下肌

BL

BL 43 膏肓 Gāohuāng

[杨甲三取穴技巧] 第4胸椎棘突下，后正中线旁开3寸。

[解剖] 皮肤→皮下组织→斜方肌→菱形肌→骶棘肌。

[刺灸] 斜刺0.5～0.8寸，局部酸胀，扩散至肩胛部。可灸。

[主治] 咳喘，盗汗，健忘，遗精，完谷不化，身体虚弱。

[注意事项] 同附分。

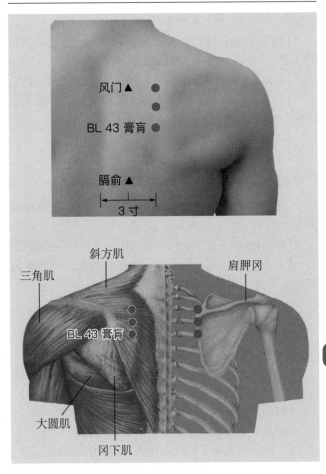

风门 ▲

BL 43 膏肓

膈俞 ▲

3 寸

斜方肌

三角肌

肩胛冈

BL 43 膏肓

大圆肌

冈下肌

BL

BL 44　神堂　Shéntáng

[杨甲三取穴技巧] 第5胸椎棘突下，后正中线旁开3寸。

[解剖]皮肤→皮下组织→斜方肌→菱形肌→骶棘肌。

[刺灸] 斜刺0.5～0.8寸，局部酸胀，扩散至肩胛部。可灸。

[主治] 心悸，失眠，抑郁不振。

[注意事项] 同附分。

BL 45　谚语　Yǐxī

[杨甲三取穴技巧] 第6胸椎棘突下，后正中线旁开3寸。

[解剖]皮肤→皮下组织→斜方肌→菱形肌→骶棘肌。

[刺灸] 斜刺0.5～0.8寸，局部酸胀，扩散至肩胛部。可灸。

[主治] 咳嗽，气喘，肩背痛。

[注意事项] 同附分。

BL 46　膈关　Géguān

[杨甲三取穴技巧] 第7胸椎棘突下，后正中线旁开3寸。

[解剖] 皮肤→皮下组织→背阔肌→骶棘肌。

[刺灸] 斜刺0.5～0.8寸，局部酸胀。可灸。

[主治] 饮食不下,呕吐,嗳气,胸中噎闷,脊背强痛。

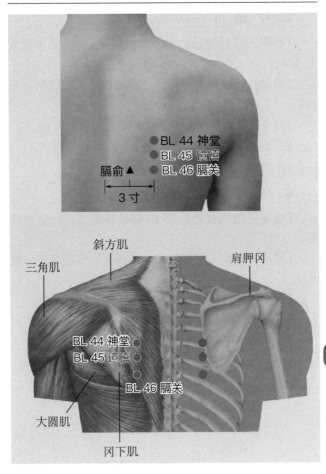

● BL 44 神堂
● BL 45 譩譆
● BL 46 膈关

膈俞 ▲

|← 3寸 →|

斜方肌

三角肌

肩胛冈

BL 44 神堂 ○
BL 45 譩譆 ○
BL 46 膈关 ○

大圆肌

冈下肌

BL

BL 47 魂门 Húnmén

[杨甲三取穴技巧] 第9胸椎棘突下，后正中线旁开3寸。

[解剖] 皮肤→皮下组织→背阔肌→下后锯肌→骶棘肌。

[刺灸] 斜刺0.5～0.8寸，局部酸胀。可灸。

[主治] 胸胁胀痛，饮食不下，呕吐，肩背痛。

[注意事项] 同附分。

BL 48 阳纲 Yánggāng

[杨甲三取穴技巧] 第10胸椎棘突下，后正中线旁开3寸。

[解剖] 皮肤→皮下组织→背阔肌→下后锯肌→骶棘肌。

[刺灸] 斜刺0.5～0.8寸，局部酸胀。可灸。

[主治] 泄泻，黄疸，腹痛，肠鸣，消渴。

[注意事项] 同附分。

[提示] 食不下加期门、少商、劳宫；目黄加胆俞。

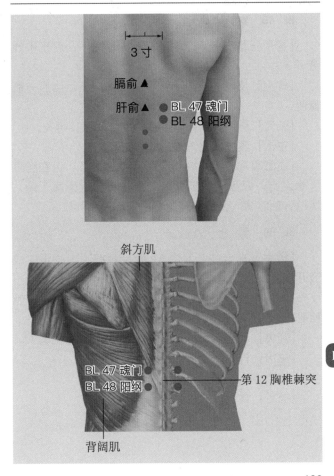

3寸

膈俞 ▲

肝俞 ▲ ● BL 47 魂门
● BL 48 阳纲

斜方肌

BL 47 魂门 ●
BL 48 阳纲 ●

第 12 胸椎棘突

背阔肌

BL

BL 49　意舍　Yìshè

[杨甲三取穴技巧] 第11胸椎棘突下，后正中线旁开3寸。

[解剖] 皮肤→皮下组织→背阔肌→下后锯肌→骶棘肌。

[刺灸] 斜刺0.5～0.8寸，局部酸胀。可灸。

[主治] 腹胀，泄泻，呕吐，纳呆。

[注意事项] 意舍穴虽位于肺下缘之下，但在胸膜下缘之上，深吸气肺扩张时其下缘可接近胸膜下缘，所以针刺意舍穴仍然需避免刺中壁胸膜和肺脏。

BL 50　胃仓　Wèicāng

[杨甲三取穴技巧] 第12胸椎棘突下，后正中线旁开3寸。

[解剖] 皮肤→皮下组织→背阔肌→下后锯肌→骶棘肌。

[刺灸] 斜刺0.5～0.8寸，局部酸胀。可灸。

[主治] 胃痛，食积，腹胀，脊背痛。

[注意事项] 不可深刺，以免损伤内脏。

[提示] 食饮不振加意舍、膈关。

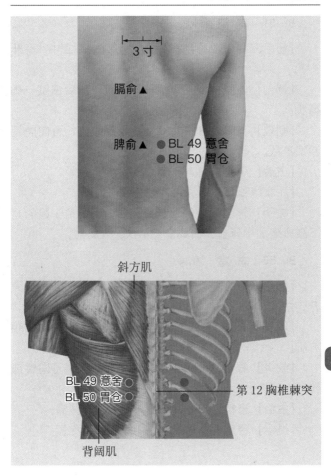

3寸

膈俞 ▲

脾俞 ▲ ● BL 49 意舍
● BL 50 胃仓

斜方肌

BL 49 意舍 ○
BL 50 胃仓 ○

背阔肌

第 12 胸椎棘突

BL

BL 51 肓门 Huāngmén

[杨甲三取穴技巧] 第1腰椎棘突下，后正中线旁开3寸。

[解剖] 皮肤→皮下组织→背阔肌→下后锯肌→骶棘肌。

[刺灸] 直刺0.8～1.0寸，局部酸胀，可向同侧腰部扩散。

[主治] 痞块，妇人乳疾，腹痛，便秘。

[注意事项] 不可深刺，以免损伤内脏。

[提示] 胃痉挛，便秘加白环俞、大肠俞；腰痛，下肢瘫痪加中膂俞、白环俞、承扶、大肠俞。

BL 52 志室 Zhìshì

[杨甲三取穴技巧] 第2腰椎棘突下，后正中线旁开3寸。

[解剖] 皮肤→皮下组织→背阔肌→骶棘肌→腰方肌。

[刺灸] 直刺0.8～1.0寸，局部酸胀，可向臀部放散。可灸。

[主治] 遗精，阳痿，小便不利，腰脊强痛。

[提示] 腰痛脊急加京门；阴痛下肿加胞肓。

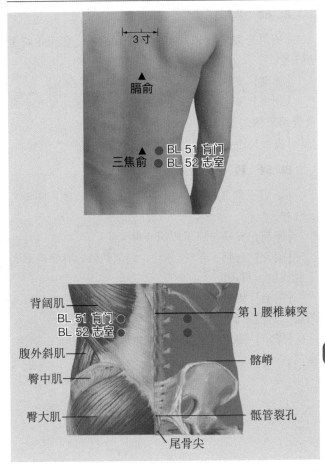

3寸

膈俞

三焦俞 ● BL 51 肓门
● BL 52 志室

背阔肌
BL 51 肓门 ○
BL 52 志室 ●
腹外斜肌
臀中肌
臀大肌

第1腰椎棘突

髂嵴

骶管裂孔
尾骨尖

BL

BL 53 胞肓 Bāohuāng

[杨甲三取穴技巧] 横平第2骶后孔，骶正中嵴旁开3寸。

[解剖] 皮肤→皮下组织→臀大肌→臀中肌。

[刺灸] 直刺0.8～1.0寸，局部酸胀，可向小腹及臀部放散。可灸。

[主治] 小便不利，腰脊痛，腹胀，肠鸣，便秘。

BL 54 秩边 Zhìbiān

[杨甲三取穴技巧] 横平第4骶后孔，骶正中嵴旁开3寸。

[解剖] 皮肤→皮下组织→臀大肌。

[刺灸] 直刺1.5～ 3寸，局部酸胀，有麻电感向下肢放散。可灸。

[主治] 腰骶痛，下肢痿痹，痔疾，小便不利，便秘，阳痿，月经不调。

[提示] 隐性脊椎裂引起的排尿困难加百会、神道、命门。

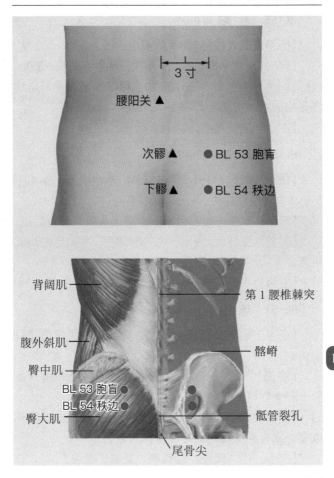

3 寸

腰阳关 ▲

次髎 ▲   ● BL 53 胞肓

下髎 ▲   ● BL 54 秩边

背阔肌

腹外斜肌

臀中肌

BL 53 胞肓 ●

BL 54 秩边 ●

臀大肌

第 1 腰椎棘突

髂嵴

骶管裂孔

尾骨尖

BL

BL 55　合 阳　Héyáng

[杨甲三取穴技巧]委中与承山连线上，委中下2寸。

[解剖]皮肤→皮下组织→小腿三头肌→跖肌→腘肌。

[刺灸] 直刺0.5～1.0寸，局部酸胀，有麻电感向足底放散。可灸。

[主治] 下肢痿痹，崩漏，带下。

BL 56　承 筋　Chéngjīn

[杨甲三取穴技巧] 合阳与承山连线中点，委中下5寸，腓肠肌之中央。

[解剖] 皮肤→皮下组织→小腿三头肌→胫骨后肌。

[刺灸] 直刺0.5～1.0寸，局部酸胀，可向足底放散。可灸。

[主治] 小腿拘急痛，痔。

BL 57　承 山　Chéngshān

[杨甲三取穴技巧] 伸小腿，腓肠肌两肌腹与肌腱交角处。

[解剖] 皮肤→皮下组织→小腿三头肌→踇长屈肌→胫骨后肌。

[刺灸] 直刺1.0～1.5寸，局部酸胀，或扩散到腘窝，或有麻电感向足底放散。可灸。

[主治] 痔，便秘，腰背痛，腿痛，腹痛。

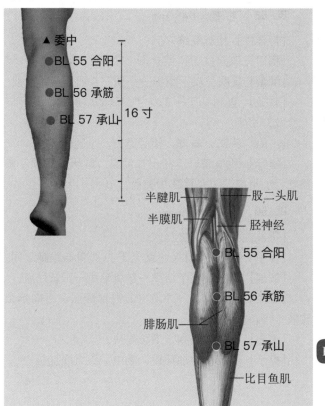

[提示] 脚气初发转筋加承筋；大便下重加解溪、太白、带脉；痔血、腹痛加复溜；霍乱转筋加中封。

BL 58 飞 扬 Fēiyáng

[特异性] 膀胱经络穴。

[杨甲三取穴技巧] 昆仑直上 7 寸。

[解剖] 皮肤→皮下组织→小腿三头肌→胫骨后肌。

[刺灸] 直刺 0.7 ~ 1.0 寸，局部酸麻重胀，可向下放散。可灸。

[主治] 头痛，鼻塞，膝胫无力，小腿酸痛。

[提示] 颈项痛历节汗出加涌泉、颔厌、后顶；癫狂吐舌加滑肉门；头目眩加肺俞。

BL 59 跗 阳 Fūyáng

[特异性] 阳跷脉之郄穴。

[杨甲三取穴技巧] 昆仑直上 3 寸，腓骨与跟腱之间。

[解剖] 皮肤→皮下组织→腓骨短肌→踇长屈肌。

[刺灸] 直刺 0.5 ~ 1.0 寸，局部酸胀，可向足跟放散。可灸。

[主治] 头痛，腰痛，下肢痿痹。

[提示] 下肢痿痹加环跳、委中；头重痛加脑户。

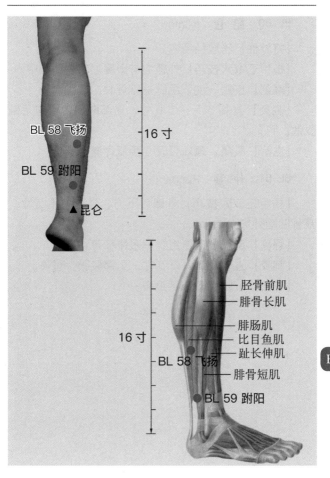

BL 58 飞扬

BL 59 跗阳

▲昆仑

16寸

胫骨前肌
腓骨长肌
腓肠肌
比目鱼肌
趾长伸肌
腓骨短肌

BL 58 飞扬

BL 59 跗阳

16寸

BL

BL 60　昆仑　Kūnlún

[特异性] 膀胱经经穴。

[杨甲三取穴技巧] 外踝尖与跟腱之间的凹陷中。

[解剖] 皮肤→皮下组织→腓骨长、短肌。

[刺灸] 直刺 0.5 ~ 1.0 寸，局部酸胀，可向足趾放散。可灸。

[主治] 头痛，颈项强硬，腰骶疼痛，癫痫。

BL 61　仆参　Púcān

[杨甲三取穴技巧] 外踝后下方，昆仑直下 2 寸，跟骨凹陷处赤白肉际。

[解剖] 皮肤→皮下组织→跟腓韧带。

[刺灸] 直刺 0.3 ~ 0.5 寸，局部酸胀。可灸。

[主治] 下肢痿弱，足跟痛。

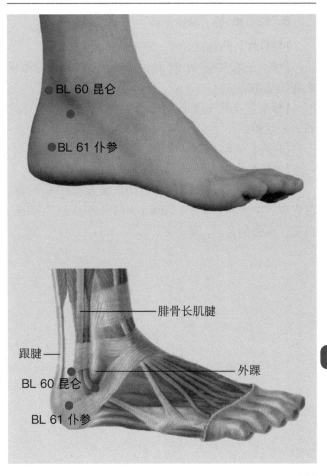

腓骨长肌腱

跟腱

外踝

BL 60 昆仑

BL 61 仆参

BL

BL 62　申　脉　Shēnmài

[特异性] 八脉交会穴，通阳跷脉。

[杨甲三取穴技巧] 外踝尖直下，外踝下缘与跟骨之间凹陷中。

[解剖] 皮肤→皮下组织→腓肠肌下支持带→腓骨长、短肌腱。

[刺灸] 直刺 0.2～0.3 寸，局部酸胀。可灸。

[主治] 头痛，眩晕，失眠，癫痫。

[提示] 腰痛不能举加太冲、阳跷；癫疾加后溪、前谷；目赤痛肿加太冲、曲泉、阳溪；头风头痛加金门；头风、目眩、项强加金门、手三里。

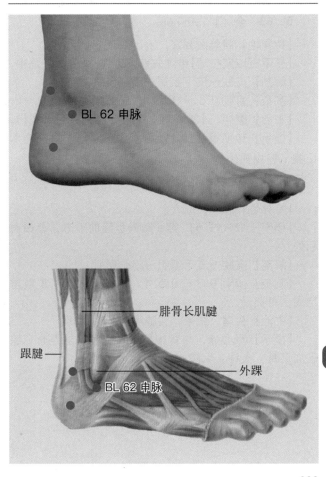

BL 62 申脉

腓骨长肌腱

跟腱

外踝

BL 62 申脉

BL

BL 63 金门 Jīnmén

[特异性] 膀胱经郄穴。

[杨甲三取穴技巧] 申脉穴前下方,骰骨外侧凹陷中。

[解剖] 皮肤→皮下组织→小趾展肌。

[刺灸] 直刺 0.3 ~ 0.5 寸,局部酸胀。可灸。

[主治] 癫痫,小儿惊风,头痛,腰痛,足部扭伤。

[提示] 转筋霍乱加仆参、承山、承筋；暴疝痛加丘墟；癫痫加仆参。

BL 64 京骨 Jīnggǔ

[特异性] 膀胱经原穴。

[杨甲三取穴技巧] 第 5 跖骨粗隆前下方,赤白肉际处。

[解剖] 皮肤→皮下组织→小趾展肌。

[刺灸] 直刺 0.3 ~ 0.5 寸,局部酸胀。可扩散至足底。可灸。

[主治] 头痛,眩晕,腰腿疼痛。

[提示] 厥心痛,与背相控（肾心痛）加昆仑；惊恐加京骨、大钟、大陵。

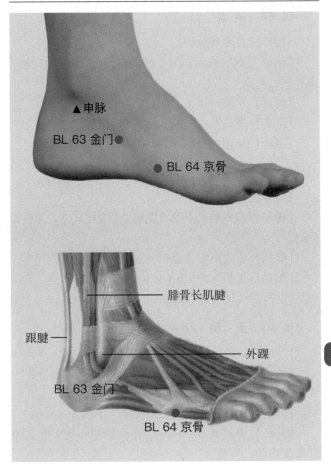

申脉

BL 63 金门

BL 64 京骨

腓骨长肌腱

跟腱

外踝

BL 63 金门

BL 64 京骨

BL

BL 65 束 骨 Shùgǔ

[特异性] 膀胱经输穴。

[杨甲三取穴技巧] 第5跖趾关节外侧后方，赤白肉际处。

[解剖] 皮肤→皮下组织→小趾展肌。

[刺灸] 直刺0.3～0.5寸，局部酸胀。可灸。

[主治] 头痛，目赤，痔，下肢后侧痛。

BL 66 足通谷 Zútōnggǔ

[特异性] 膀胱经荥穴。

[杨甲三取穴技巧] 第5跖趾关节外侧前方，赤白肉际处。

[解剖] 皮肤→皮下组织→趾短屈肌腱。

[刺灸] 直刺0.2～0.3寸，局部痛胀。可灸。

[主治] 头项疼痛，鼻衄。

BL 67 至 阴 Zhìyīn

[特异性] 膀胱经井穴。

[杨甲三取穴技巧] 小趾爪甲外缘和基底部各作一线，相交处取穴，去趾甲角0.1寸。

[解剖] 皮肤→皮下组织→骨膜。

[刺灸] ①浅刺0.1～0.2寸，局部胀痛。②三棱针点刺出血。可灸。

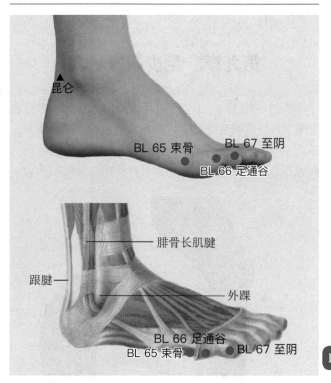

[主治] 头痛，鼻塞，胎位不正，难产。

[提示] 失精加曲泉、中极；汗不出加鱼际、曲泉、侠溪、中膂俞；疮疡（从背而出）加通谷、束骨、昆仑、委中；外感（中风无汗恶寒）加太阳。

第九章　足少阴肾经穴

　　本经一侧 27 穴（左、右两侧共 54 穴），10 穴分布在足、下肢内侧后缘，17 穴分布在胸腹部。首穴涌泉，末穴俞府。本经腧穴主治生殖泌尿系统、消化系统、呼吸系统、循环系统疾病和本经脉所经过部位的疾病。

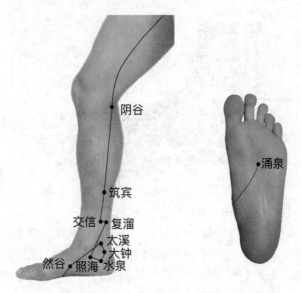

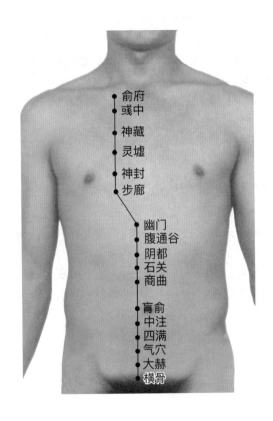

KI 1 涌 泉 Yǒngquán

[特异性] 肾经井穴。

[杨甲三取穴技巧] 屈足卷趾时,足底前1/3凹陷中。

[解剖] 皮肤→皮下组织→趾短屈肌→第2蚓状肌→踇收肌→骨间跖侧肌。

[刺灸] 直刺0.5～1.0寸,局部胀痛或扩散至整个足底部。可灸。

[主治] 癫痫,惊风,头痛,咽干,咳喘,小便不利,难产。

KI 2 然 谷 Rán'gǔ

[特异性] 肾经荥穴。

[杨甲三取穴技巧] 内踝前下方,舟骨粗隆前下方凹陷,赤白肉际处。

[解剖] 皮肤→皮下组织→ 展肌→踇长屈肌腱。

[刺灸] 直刺0.5～1.0寸,局部胀痛,可传至足底。可灸。

[主治] 月经不调,胸胁胀满。

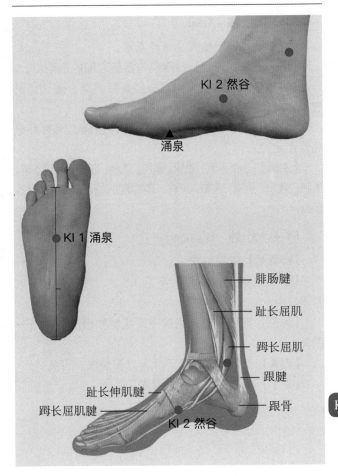

KI 2 然谷
涌泉

KI 1 涌泉

腓肠腱
趾长屈肌
姆长屈肌
跟腱
跟骨
趾长伸肌腱
姆长屈肌腱
KI 2 然谷

KI

KI 3 太溪 Tàixī

[特异性] 肾经输穴；肾经原穴。

[杨甲三取穴技巧] 内踝尖与跟腱之间的凹陷中。

[解剖] 皮肤→皮下组织→胫骨后肌腱、趾长屈肌腱与跟腱、跖肌腱之间→踇长屈肌。

[刺灸] 直刺0.5～1.0寸，局部胀痛，可有麻电感传至足底。可灸。

[主治] 小便不利，遗尿，水肿，遗精，阳痿，月经不调，失眠，健忘，头痛，头晕，牙痛，耳鸣虚劳，消渴，腰膝酸软，足痛。

KI 4 大钟 Dàzhōng

[特异性] 肾经络穴。

[杨甲三取穴技巧] 太溪下0.5寸，跟腱附着部内侧凹陷中。

[解剖] 皮肤→皮下组织→跖肌腱和跟腱的前方→跟骨。

[刺灸] 直刺0.3～0.5寸，局部酸胀。可灸。

[主治] 咽喉肿痛，腰脊强痛。

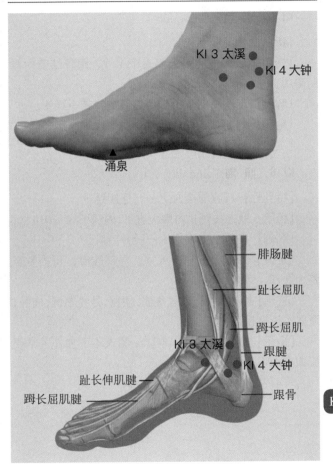

KI 3 太溪
KI 4 大钟
涌泉

腓肠腱
趾长屈肌
蹞长屈肌
KI 3 太溪
跟腱
KI 4 大钟
趾长伸肌腱
蹞长屈肌腱
跟骨

KI

213

KI 5 水 泉 Shuǐquán

[特异性] 肾经郄穴。

[杨甲三取穴技巧] 太溪直下 1 寸，跟骨结节内侧凹陷中。

[解剖] 皮肤→皮下组织→屈肌支持带→踝管。

[刺灸] 直刺 0.3～0.5 寸，局部酸胀。可灸。

[主治] 小便不利，足跟痛。

KI 6 照 海 Zhàohǎi

[特异性] 八脉交会穴之一，通阴跷脉。

[杨甲三取穴技巧] 内踝尖直下，内踝下缘下 0.4 寸。

[解剖] 皮肤→皮下组织→胫骨后肌。

[刺灸] 直刺 0.5～0.8 寸，局部酸麻，可扩散至整个踝部。可灸。

[主治] 咽喉肿痛，心区疼痛，便秘，月经不调，痛经，遗尿，痫病夜发。

[提示] 足踝以下病加申脉；胎衣不下加外关；便秘加支沟；下胞衣加内关。

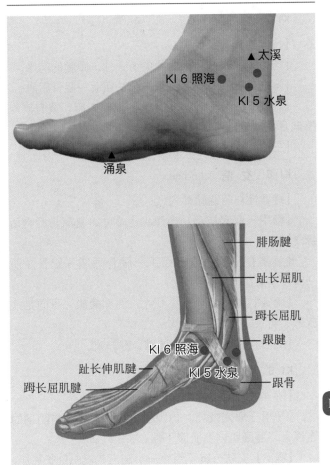

太溪

KI 6 照海

KI 5 水泉

涌泉

腓肠腱

趾长屈肌

跨长屈肌

跟腱

KI 6 照海

趾长伸肌腱

KI 5 水泉

跨长屈肌腱

跟骨

KI

215

KI 7 复 溜 Fùliū

[特异性] 肾经经穴。

[杨甲三取穴技巧] 内踝尖上2寸，跟腱的前缘。

[解剖] 皮肤→皮下组织→趾长屈肌→胫骨后肌。

[刺灸] 直刺0.8～1.0寸，局部酸麻，或有麻电感向足底放散。可灸。

[主治] 水肿，腹胀，腰脊强痛，盗汗，自汗。

KI 8 交 信 Jiāoxìn

[特异性] 阴跷脉郄穴。

[杨甲三取穴技巧] 内踝尖上2寸，复溜与胫骨后缘之间。

[解剖] 皮肤→皮下组织→胫骨后肌→趾长屈肌→踇长屈肌。

[刺灸] 直刺0.8～1.0寸，局部酸胀，可向足底放散。可灸。

[主治] 月经不调，大便难，赤白痢。

KI 9 筑 宾 Zhùbīn

[特异性] 阴维脉郄穴。

[杨甲三取穴技巧] 内踝尖上5寸，太溪与阴谷的连线上，腓肠肌内侧肌腹下端。

[解剖] 皮肤→皮下组织→小腿三头肌→趾长屈肌。

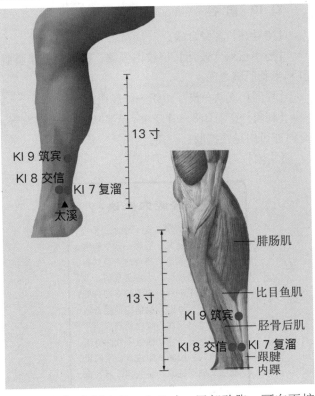

[刺灸] 直刺 0.5 ~ 0.8 寸，局部酸胀，可向下扩散至足底。可灸。

[主治] 癫痫，呕吐，脚软无力，小腿内侧痛。

KI 10 阴谷 Yīn'gǔ

[特异性] 肾经合穴。

[杨甲三取穴技巧] 横纹内侧端，按取两筋半膜肌腱和半腱肌腱之间。

[解剖] 皮肤→皮下组织→腓肠肌内侧头。

[刺灸] 直刺0.8～1.2寸，局部麻胀，扩散至窝部，有时亦可向足跟扩散。可灸。

[主治] 遗精，阳痿，月经不调，小便不利。

肾经经穴歌诀

KI二十七肾经属，起于涌泉止俞府，
肝心脾肺膀胱肾，肠腹泌尿生殖喉，
足心凹陷是涌泉，舟骨之下取然谷，
太溪内踝跟腱间，大钟溪泉稍后主，
水泉太溪下一寸，照海髁下四分处，
复溜髁上二寸取，交信溜前胫骨后，
髁上五寸寻筑宾，膝内两筋取阴谷，
从腹中线开半寸，横骨平取曲骨沿，
大赫气穴并四满，中注肓俞平脐看，
商曲又凭下脘取，石关阴都通谷言，
幽门适当巨阙旁，诸穴相距一寸连，
再从中线开二寸，穴穴均在肋隙间，
步廊却近中庭穴，神封灵墟神藏间，
或中俞府平璇玑，都隔一肋仔细研。

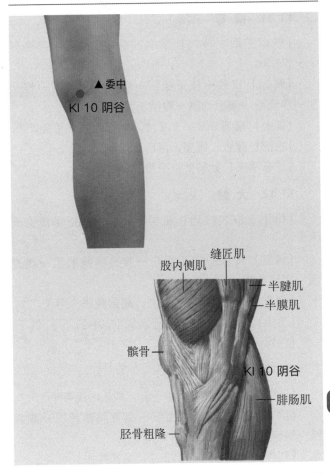

▲委中
KI 10 阴谷

缝匠肌
股内侧肌
半腱肌
半膜肌
髌骨
KI 10 阴谷
腓肠肌
胫骨粗隆

KI

KI 11　横 骨　Hénggǔ

[杨甲三取穴技巧] 脐中下5寸，前正中线旁开0.5寸。

[解剖] 皮肤→皮下组织→腹直肌鞘前层→锥状肌→腹直肌→腹股沟镰→腹横筋膜。

[刺灸] 直刺0.8～1.2寸，局部酸胀。可灸。

[主治] 腹胀，腹痛，泄泻，便秘。

[注意事项] 针前要排空膀胱。

KI 12　大 赫　Dàhè

[杨甲三取穴技巧] 脐中下4寸，前正中线旁开0.5寸。

[解剖] 皮肤→皮下组织→腹直肌鞘前层→腹直肌→腹横筋膜。

[刺灸] 直刺0.8～1.2寸，局部酸胀。可灸。

[主治] 遗精，月经不调，子宫脱垂，痛经，不孕，带下。

[注意事项] 同横骨。

KI 13　气 穴　Qìxué

[杨甲三取穴技巧] 脐中下3寸，前正中线旁开0.5寸。

[解剖] 皮肤→皮下组织→腹直肌鞘前层→腹直肌→腹横筋膜

[刺灸] 直刺0.8～1.2寸，局部酸胀。可灸。

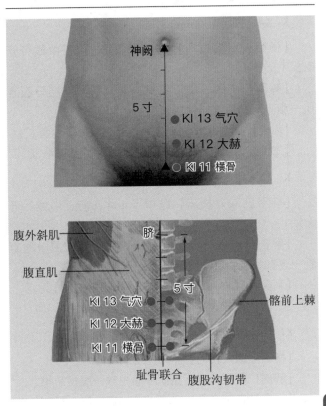

神阙

5寸

●KI 13 气穴

●KI 12 大赫

○KI 11 横骨

腹外斜肌

腹直肌

脐

5寸

髂前上棘

KI 13 气穴

KI 12 大赫

KI 11 横骨

耻骨联合　腹股沟韧带

KI

[主治] 痛经，带下，遗精，阳痿，癃闭。

[提示] 月水不调、泄气、上下引腰脊痛加大敦、箕门、委中。

KI 14　四满　Sìmǎn

[杨甲三取穴技巧] 脐中下2寸，前正中线旁开0.5寸。

[解剖] 皮肤→皮下组织→腹直肌鞘前层→腹直肌→腹直肌鞘后层→腹横筋膜。

[刺灸] 直刺0.8～1.2寸，局部酸胀。可灸。

[主治] 月经不调，遗尿，遗精，水肿，小腹痛，便秘。

KI 15　中注　Zhōngzhù

[杨甲三取穴技巧] 脐中下1寸，前正中线旁开0.5寸。

[解剖] 皮肤→皮下组织→腹直肌鞘前层→腹直肌→腹直肌鞘后层→腹横筋膜。

[刺灸] 直刺0.8～1.2寸，局部酸胀。可灸。

[主治] 腹胀，呕吐，泄泻，痢疾。

KI 16　肓俞　Huāngshū

[杨甲三取穴技巧] 脐中上旁开0.5寸。

[解剖] 皮肤→皮下组织→腹白线→腹横筋膜。

[刺灸] 直刺0.8～1.2寸，局部酸胀。可灸。

[主治] 绕脐痛，腹胀，呕吐，泄泻，便秘。

[提示] 心下大坚加期门、中脘；五淋加横骨。

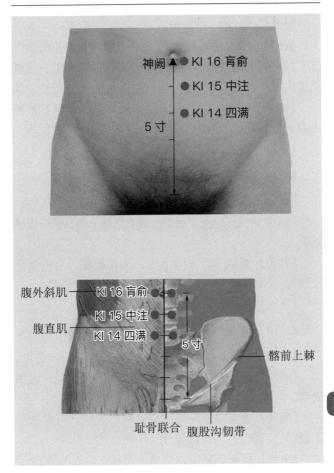

神阙 ●KI 16 肓俞

—●KI 15 中注

—●KI 14 四满

5寸

腹外斜肌——KI 16 肓俞

腹直肌——KI 15 中注

KI 14 四满

5寸

髂前上棘

耻骨联合 腹股沟韧带

KI

KI 17 商 曲 Shāngqū

[杨甲三取穴技巧] 脐中上2寸,前正中线旁开0.5寸。

[解剖] 皮肤→皮下组织→腹直肌鞘→腹直肌→腹横筋膜。

[刺灸] 直刺0.5～0.8寸,局部酸胀,可扩散至上腹部。可灸。

[主治] 腹胀,呕吐,泄泻。

KI 18 石 关 Shíguān

[杨甲三取穴技巧] 脐中上3寸,前正中线旁开0.5寸。

[解剖] 皮肤→皮下组织→腹直肌鞘→腹直肌→腹横筋膜。

[刺灸] 直刺0.5～0.8寸,局部酸胀,可扩散至上腹部。可灸。

[主治] 经闭,带下,产后恶露不止。

KI 19 阴 都 Yīndū

[杨甲三取穴技巧] 脐中上4寸,前正中线旁开0.5寸。

[解剖] 皮肤→皮下组织→腹直肌鞘→腹直肌→腹横筋膜。

[刺灸] 直刺0.5～0.8寸,局部酸胀,可扩散至上腹部。可灸。

[主治] 腹胀,肠鸣,腹痛,便秘,妇人不孕。

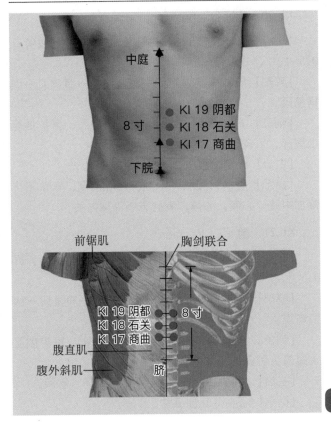

[提示]疟身热加少海、商阳、三间；心中烦满加巨阙；肺胀膨膨气抢胁下热满痛加太渊、肺俞。

KI 20　腹通谷　Fùtōnggǔ

[杨甲三取穴技巧] 脐中上 5 寸，前正中线旁开0.5 寸。

[解剖] 皮肤→皮下组织→腹直肌鞘→腹直肌→腹横筋膜。

[刺灸] 直刺 0.5～0.8 寸，局部酸胀，可扩散至上腹部。可灸。

[主治] 腹痛，腹胀，呕吐，胸痛，心悸。

[提示] 腹痛，腹胀，呕吐，口吐清涎，食饮不化等加中脘；心痛，心悸，胸胁急痛等加内关。

KI 21　幽　门　Yōumén

[杨甲三取穴技巧] 脐中上 6 寸，前正中线旁开0.5 寸。

[解剖] 皮肤→皮下组织→腹直肌鞘→腹直肌→腹横筋膜。

[刺灸] 直刺 0.5～0.8 寸，局部酸胀，可扩散至上腹部。可灸。

[主治] 腹痛，呕吐，消化不良，泄泻，痢疾。

[提示] 烦心呕吐加玉堂。

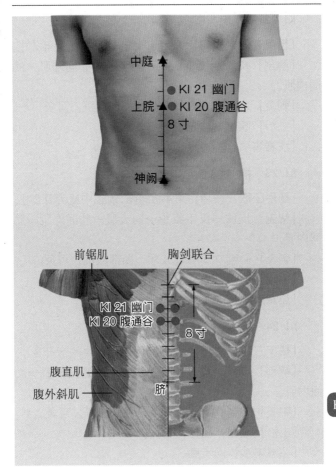

中庭

● KI 21 幽门
上脘 ● KI 20 腹通谷

8寸

神阙

前锯肌　　　胸剑联合

KI 21 幽门
KI 20 腹通谷　　　8寸

腹直肌

腹外斜肌　　　脐

KI

227

KI 22　步廊　Bùláng

[杨甲三取穴技巧] 第5肋间隙,前正中线旁开2寸。

[解剖] 皮肤→皮下组织→胸大肌→肋间外肌→肋间内肌。

[刺灸] 斜刺0.5～0.8寸,局部酸沉。可灸。

[主治] 咳嗽,哮喘,胸痛,乳痛。

[注意事项] 不可深刺,以防气胸。

KI 23　神封　Shénfēng

[杨甲三取穴技巧] 第4肋间隙,前正中线旁开2寸。

[解剖] 皮肤→皮下组织→胸大肌→肋间外肌→肋间内肌。

[刺灸] 斜刺0.5～0.8寸,局部酸沉。可灸。

[主治] 咳喘,心悸,胸痛,乳痛。

[注意事项] 同步廊。

KI 24　灵墟　Língxū

[杨甲三取穴技巧] 第3肋间隙,前正中线旁开2寸。

[解剖] 皮肤→皮下组织→胸大肌→肋间外肌→肋间内肌。

[刺灸] 斜刺0.5～0.8寸,局部酸沉。可灸。

[主治] 咳喘,心悸,乳痛。

[注意事项] 同步廊。

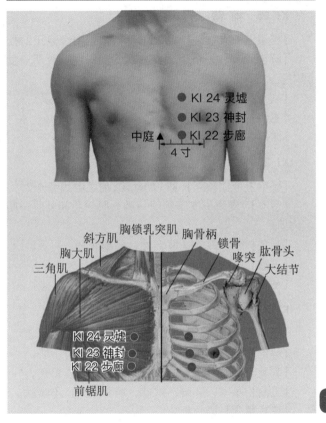

● KI 24 灵墟
● KI 23 神封
● KI 22 步廊
中庭

4寸

斜方肌　胸锁乳突肌　胸骨柄　锁骨　肱骨头
胸大肌　　　　　　　　　喙突　大结节
三角肌

KI 24 灵墟
KI 23 神封
KI 22 步廊
前锯肌

KI

　　[提示] 咳嗽，气喘，痰多等加丰隆、内关；呕吐，
不嗜食等加中脘。

229

KI 25 神藏 Shéncáng

[杨甲三取穴技巧] 第2肋间隙，前正中线旁开2寸。

[解剖] 皮肤→皮下组织→胸大肌→肋间外肌→肋间内肌。

[刺灸] 斜刺0.5～0.8寸，局部酸沉。可灸。

[主治] 咳喘，胸痛。

[注意事项] 同步廊。

KI 26 彧中 Yùzhōng

[杨甲三取穴技巧] 第1肋间隙，前正中线旁开2寸。

[解剖] 皮肤→皮下组织→胸大肌→肋间外肌→肋间内肌。

[刺灸] 斜刺0.5～0.8寸，局部酸沉。可灸。

[主治] 咳喘，胸痛，胁肋胀痛。

[注意事项] 同步廊。

KI 27 俞府 Shūfǔ

[杨甲三取穴技巧] 锁骨下缘，前正中线旁开2寸。

[解剖] 皮肤→皮下组织→胸大肌→锁骨下肌。

[刺灸] 斜刺0.5～0.8寸，局部酸沉。可灸。

[主治] 咳嗽，哮喘，呕吐，胸胁胀满，不嗜食。

[注意事项] 同步廊。

[提示] 呕吐加灵墟、神藏、巨阙；上气，喘不得息加神藏、天府。

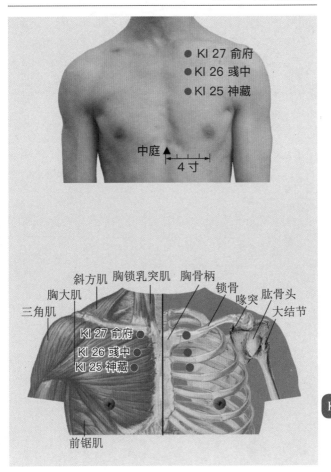

KI 27 俞府
KI 26 或中
KI 25 神藏

中庭
4寸

斜方肌　胸锁乳突肌　胸骨柄
胸大肌　　　　　　　锁骨　喙突　肱骨头
三角肌　　　　　　　　　　　　大结节

KI 27 俞府
KI 26 或中
KI 25 神藏

前锯肌

KI

第十章　手厥阴心包经穴

本经一侧 9 穴（左、右两侧共 18 穴），8 穴分布在上肢内侧中间，1 穴分布在前胸部。首穴天池，末穴中冲。本经腧穴主治心胸、精神神经系统、循环系统疾病和本经脉所经过部位的疾病。

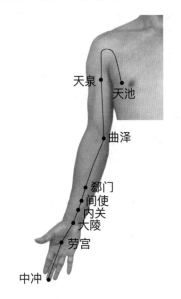

PC 1　天 池　Tiānchí

[杨甲三取穴技巧] 第 4 肋间隙，乳头外 1 寸。

[解剖] 皮肤→皮下组织→胸大肌→前锯肌→肋间外肌→肋间内肌。

[刺灸] 针尖向外侧斜刺 0.3～0.8 寸，局部酸胀。可灸。

[主治] 咳嗽，哮喘，呕吐，胸痛，胸闷。

[注意事项] 不可深刺，以防气胸。

PC 2　天 泉　Tiānquán

[杨甲三取穴技巧] 腋前纹头下 2 寸，肱二头肌的长、短头之间。

[解剖] 皮肤→皮下组织→肱二头肌→喙肱肌。

[刺灸] 直刺 0.5～0.8 寸，局部酸胀，可扩散至肩部。可灸。

[主治] 上臂内侧痛，胸胁胀满。

PC 3　曲 泽　Qūzé

[特异性] 心包经合穴。

[杨甲三取穴技巧] 肘横纹上，肱二头肌腱的尺侧缘凹陷中。

[解剖] 皮肤→皮下组织→正中神经→肱肌。

[刺灸] 直刺 0.5～1.0 寸，局部沉胀，可向手指放散。可灸。

[主治] 霍乱，肘臂掣痛不伸，痧症，风疹。

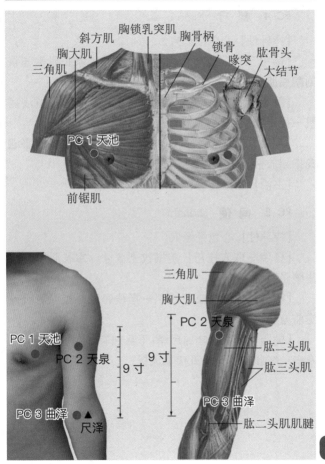

斜方肌
胸锁乳突肌
胸骨柄
胸大肌
锁骨
三角肌
喙突
肱骨头
大结节
PC 1 天池
前锯肌

三角肌
胸大肌
PC 2 天泉
PC 1 天池
肱二头肌
PC 2 天泉
肱三头肌
9寸
9寸
PC 3 曲泽
PC 3 曲泽
肱二头肌肌腱
尺泽

PC

PC 4　郄 门　Xìmén

[特异性] 心包经郄穴。

[杨甲三取穴技巧] 腕横纹上 5 寸，掌长肌腱与桡侧腕屈肌腱之间。

[解剖] 皮肤→皮下组织→桡侧腕屈肌→指浅屈肌→指深屈肌。

[刺灸] 直刺 0.5～0.8 寸，局部酸胀或有麻胀感向指端放散。可灸。

[主治] 心区疼痛，心悸。

PC 5　间 使　Jiānshǐ

[特异性] 心包经经穴。

[杨甲三取穴技巧] 腕横纹上 3 寸，掌长肌腱与桡侧腕屈肌腱之间。

[解剖] 皮肤→皮下组织→指浅屈肌→指深屈肌→旋前方肌。

[提示] 反胃呕吐加尺泽；干呕加肩井、胆俞、通谷、隐白；卒狂加后溪；五疟加大杼。

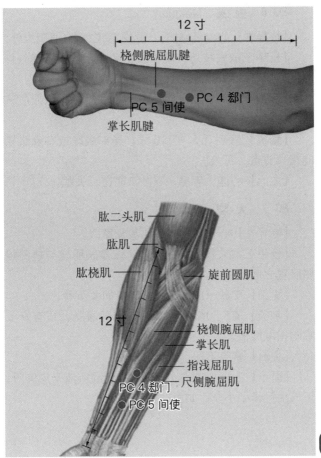

12寸

桡侧腕屈肌腱

PC 4 郄门

PC 5 间使

掌长肌腱

肱二头肌

肱肌

肱桡肌

旋前圆肌

12寸

桡侧腕屈肌

掌长肌

指浅屈肌

PC 4 郄门

尺侧腕屈肌

PC 5 间使

PC

PC 6　内 关　Nèiguān

[特异性] 心包经络穴。八脉交会穴之一,通阴维脉。

[杨甲三取穴技巧] 腕横纹上 2 寸,掌长肌腱与桡侧腕屈肌腱之间。

[解剖] 皮肤→皮下组织→指浅屈肌→指深屈肌→旋前方肌。

[刺灸] 直刺 0.5 ～ 1.0 寸,局部酸胀或有麻胀感向指端放散。可灸。

[主治] 心悸,胃痛,呕吐,呃逆,失眠。

PC 7　大 陵　Dàlíng

[特异性] 心包经输穴,心包经原穴。

[杨甲三取穴技巧] 腕横纹上,掌长肌腱与桡侧腕屈肌腱之间。

[解剖] 皮肤→皮下组织→腕骨间关节囊。

[刺灸] 直刺 0.3 ～ 0.5 寸,局部酸胀,或有麻电感向指端放散。可灸。

[主治] 喜笑不休,脏躁。

[提示] 痂疥加支沟、阳谷、后溪;喉痹液干加偏历;短气加尺泽;小便赤如血加关元。

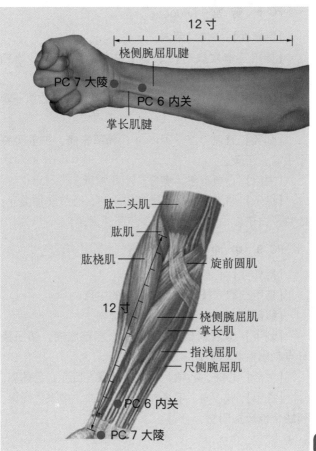

12寸

桡侧腕屈肌腱

PC 7 大陵

PC 6 内关

掌长肌腱

肱二头肌

肱肌

肱桡肌

旋前圆肌

12寸

桡侧腕屈肌

掌长肌

指浅屈肌

尺侧腕屈肌

PC 6 内关

PC 7 大陵

PC

PC 8　劳宫　Láogōng

[特异性] 心包经荥穴。

[杨甲三取穴技巧] 掌心横纹中，当第2、3掌指关节之后，第3掌骨桡侧边。

[解剖] 皮肤→皮下组织→第2蚓状肌→拇收肌→骨间肌。

[刺灸] 直刺0.3～0.5寸，局部胀痛，扩散至整个手掌。可灸。

[主治] 心烦善怒，癫狂，小儿惊厥。

[提示] 妇人伤胎，腹满不得小便，心气实加关元；口热、口干、口中烂加少泽、三间、太冲。

PC 9　中冲　Zhōngchōng

[特异性] 心包经井穴。

[杨甲三取穴技巧] 手中指尖的中点。

[解剖] 皮肤→皮下组织→指腱鞘。

[刺灸] ①浅刺0.1～0.2寸，局部胀痛。②三棱针点刺出血。可灸。

[主治] 心痛，心烦，中风，晕厥，目赤，舌体痛。

[提示] 卒心痛，手病加劳宫、少冲、中泉、经渠、列缺；惊风加印堂、合谷。

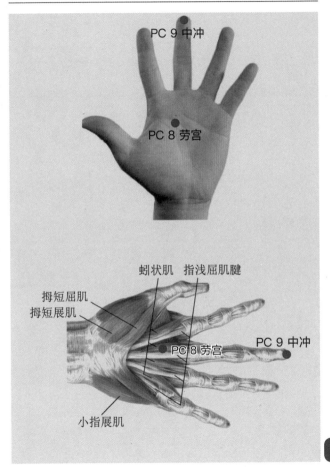

PC 9 中冲

PC 8 劳宫

蚓状肌　指浅屈肌腱

拇短屈肌
拇短展肌

PC 8 劳宫　　PC 9 中冲

小指展肌

第十一章　手少阳三焦经穴

本经一侧 23 穴（左、右两侧共 46 穴），13 穴分布在上肢背面，10 穴分布在颈、侧头部。首穴关冲，末穴丝竹空。本经腧穴主治胸胁部、头、耳、目、咽喉、热病和本经脉所经过部位的疾病。

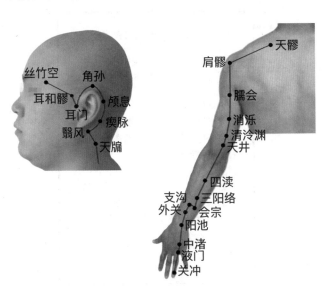

丝竹空　角孙
耳和髎
耳门　颅息
瘈脉
翳风　天牖

天髎
肩髎
臑会
消泺
清泠渊
天井
四渎
支沟　三阳络
外关　会宗
阳池
中渚
液门
关冲

TE 1　关　冲　Guānchōng

[特异性] 三焦经井穴。

[杨甲三取穴技巧] 无名指爪甲尺侧缘和基底部各作一线，相交处取穴，去指甲角 0.1 寸。

[解剖] 皮肤→皮下组织→指甲根。

[刺灸] ①浅刺 0.1 ~ 0.3 寸，局部胀痛。②三棱针点刺出血。可灸。

[主治] 头痛，发热。

三焦经经穴歌诀

TE 二三三焦经，起关冲止丝竹空，
头侧耳目热神志，腹胀水肿遗尿癃，
关冲无名指甲内，液门握拳指缝讨，
中渚液门上一寸，阳池腕表有陷凹，
腕上二寸取外关，支沟腕上三寸安，
会宗三寸尺骨缘，三阳络在四寸间，
肘下五寸寻四渎，肘上一寸天井见，
肘上二寸清泠渊，消泺渊臑腨正中间，
臑会三角肌后下，肩髎肩峰后下陷，
天髎肩井曲垣间，天牖平颔肌后缘，
乳突颔角取翳风，下三分之一瘈脉现，
上三分之一颅息取，角孙入发平耳尖，
耳门屏上切迹前，和髎耳根前指宽，
丝竹空在眉梢陷。

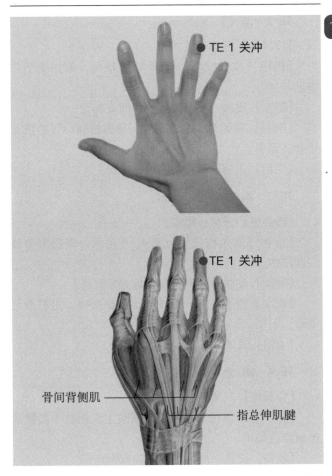

● TE 1 关冲

● TE 1 关冲

骨间背侧肌 ————

———— 指总伸肌腱

TE 2　液 门　Yèmén

[特异性] 三焦经荥穴。

[杨甲三取穴技巧] 当第4、5指间，掌指关节前方凹陷中。

[解剖] 皮肤→皮下组织→骨间背侧肌。

[刺灸] 直刺0.3～0.5寸，局部胀痛，可扩散至手背。可灸。

[主治] 头痛，耳鸣，咽痛，疟疾。

TE 3　中 渚　Zhōngzhǔ

[特异性] 三焦经输穴。

[杨甲三取穴技巧] 当第4、5指间，掌指关节后方凹陷中。

[解剖] 皮肤→皮下组织→骨间背侧肌。

[刺灸] 直刺0.3～0.5寸，局部胀痛，可扩散至手背。可灸。

[主治] 耳鸣，发热，手指拘挛。

TE 4　阳 池　Yángchí

[特异性] 三焦经原穴。

[杨甲三取穴技巧] 腕背侧横纹上，指总伸肌腱的尺侧缘凹陷中。

[解剖] 皮肤→皮下组织→腕背侧韧带。

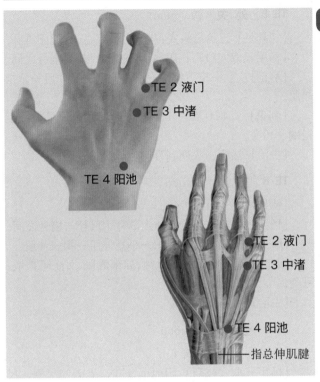

TE 2 液门
TE 3 中渚
TE 4 阳池

TE 2 液门
TE 3 中渚
TE 4 阳池
指总伸肌腱

[刺灸] 直刺 0.3 ~ 0.5 寸, 局部酸胀, 可扩散至手指。可灸。

[主治] 耳鸣, 消渴, 腕关节痛。

[提示]手臂拘挛,两手筋紧不开加合谷、尺泽、曲池。

TE 5 外 关 Wàiguān

[特异性] 三焦经络穴；八脉交会穴之一,通阳维脉。

[杨甲三取穴技巧] 阳池上 2 寸,尺骨与桡骨之间。

[解剖] 皮肤→皮下组织→小指伸肌→指伸肌→示指伸肌。

[刺灸] 直刺 0.5 ~ 1.0 寸,局部酸胀,可扩散至指端。可灸。

[主治] 热病,头痛,耳鸣,惊风,胸胁痛。

TE 6 支 沟 Zhīgōu

[特异性] 三焦经经穴。

[杨甲三取穴技巧] 阳池上 3 寸,尺骨与桡骨之间。

[解剖] 皮肤→皮下组织→小指伸肌→拇长伸肌。

[刺灸] 直刺 0.5 ~ 1.0 寸,局部酸胀,可上下扩散。可灸。

[主治] 胸胁痛,便秘。

TE 7 会 宗 Huìzōng

[特异性] 三焦经郄穴。

[杨甲三取穴技巧] 阳池上 3 寸,支沟穴尺侧,尺骨的桡侧缘。

[解剖] 皮肤→皮下组织→尺侧腕伸肌→示指伸肌。

[刺灸] 直刺 0.5 ~ 1.0 寸,局部酸胀。可灸。

[主治] 头痛,耳鸣,咳喘。

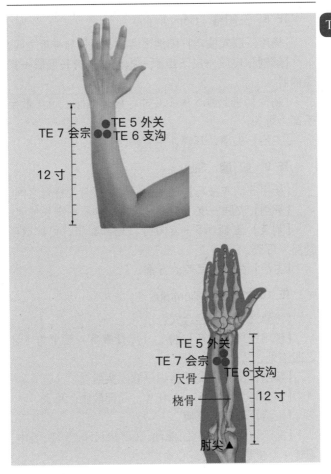

TE 7 会宗　　●●TE 5 外关
　　　　　●●TE 6 支沟

12 寸

TE 5 外关
TE 7 会宗　●
　　　　　●●　TE 6 支沟
尺骨——
桡骨——　　　　　　12 寸

肘尖▲

TE 8　三阳络　Sānyángluò

[杨甲三取穴技巧] 阳池上4寸，尺骨与桡骨之间。

[解剖] 皮肤→皮下组织→指伸肌→拇长展肌→拇短伸肌。

[刺灸] 直刺0.5～1.0寸，局部酸胀，可扩散至手部。可灸。

[主治] 失语，耳聋，手臂痛。

TE 9　四渎　Sìdú

[杨甲三取穴技巧] 阳池上7寸，尺骨与桡骨之间。

[解剖] 皮肤→皮下组织→尺侧腕伸肌→拇长伸肌。

[刺灸] 直刺0.5～1.0寸，局部酸胀，可扩散至肘部。可灸。

[主治] 失语，耳鸣，牙痛。

TE 10　天井　Tiānjǐng

[特异性] 三焦经合穴。

[杨甲三取穴技巧] 肘尖（尺骨鹰嘴）后上方1寸之凹陷处。

[解剖] 皮肤→皮下组织→肱三头肌。

[刺灸] 直刺0.5～1.0寸，局部酸胀。可灸。

[主治] 暴喑，眼疾。

[提示] 臂瘘加外关、曲池；风痹加尺泽、少海、委中、阳辅；心恍惚加巨阙、心俞。

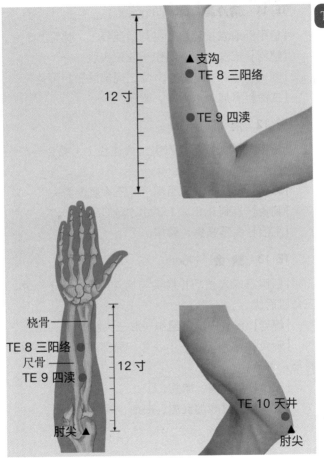

12寸

▲支沟
● TE 8 三阳络

● TE 9 四渎

桡骨——

TE 8 三阳络 ●
尺骨——
TE 9 四渎 ●

12寸

肘尖 ▲

TE 10 天井 ●
▲ 肘尖

TE 11　清泠渊　Qīnglíngyuān

[杨甲三取穴技巧] 肘尖与肩连线上，肘尖上 2 寸。

[解剖] 皮肤→皮下组织→肱三头肌。

[刺灸] 直刺 0.5 ~ 1.0 寸，局部酸胀。可灸。

[主治] 臂痛，头项痛，眼疾。

TE 12　消泺　Xiāoluò

[杨甲三取穴技巧] 肘尖与肩连线上，臑会与清泠渊连线的中点。

[解剖] 皮肤→皮下组织→肱三头肌内侧头。

[刺灸] 直刺 0.8 ~ 1.2 寸，局部酸胀。

[主治] 头项强痛，臂痛。

TE 13　臑会　Nàohuì

[杨甲三取穴技巧] 肘尖与肩连线上，肩下 3 寸，三角肌后缘。

[解剖] 皮肤→皮下组织→肱三头肌。

[刺灸] 直刺 1.0 ~ 1.5 寸，局部酸胀，可扩散至肩部。可灸。

[主治] 肩臂痛，瘰疬。

[提示] 臂肘痛加支沟、曲池、腕骨、肘髎。

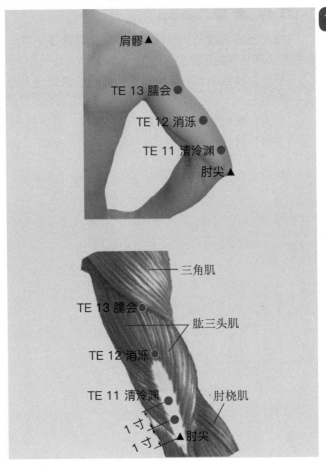

肩髎▲

TE 13 臑会●

TE 12 消泺●

TE 11 清冷渊●

肘尖▲

三角肌

TE 13 臑会○

肱三头肌

TE 12 消泺○

TE 11 清冷渊

肘桡肌

1寸

1寸

肘尖▲

TE 14 肩 髎 Jiānliáo

[杨甲三取穴技巧] 肩峰后下际,上臂外展平举,肩关节后部呈现的凹陷。

[解剖] 皮肤→皮下组织→三角肌→小圆肌→大圆肌→背间肌。

[刺灸] 直刺 0.5 ~ 1.0 寸,局部酸胀。可灸。

[主治] 肩胛肿痛。

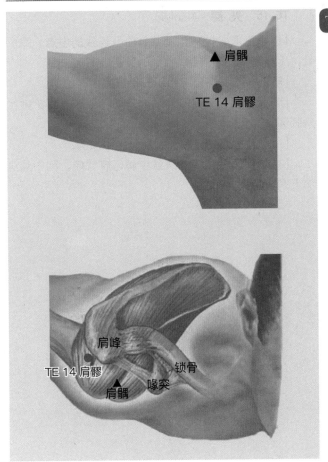

TE 15　天 髎　Tiānliáo

[杨甲三取穴技巧] 肩井与曲垣连线的中点，肩胛骨内上角处。

[解剖] 皮肤→皮下组织→斜方肌→冈上肌。

[刺灸] 直刺 0.5～0.8 寸，局部酸胀，可扩散至肩胛部。可灸。

[主治] 肩臂痛，颈项强痛，胸中烦满。

[提示] 颈项强痛，缺盆中痛，肩臂痛，胸中烦满加天宗、肩髎、阳谷。

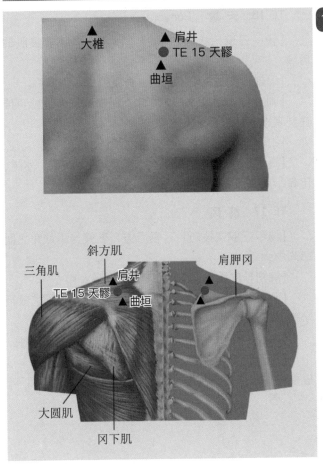

三角肌　斜方肌　肩井　肩胛冈
TE 15 天髎　曲垣
大圆肌　冈下肌

大椎　肩井　TE 15 天髎　曲垣

TE 16　天牖　Tiānyǒu

[杨甲三取穴技巧]　横平下颌角，胸锁乳突肌的后缘。

[解剖]　皮肤→皮下组织→头夹肌→头半棘肌。

[刺灸]　直刺 0.5～1.0 寸，局部酸胀，针感可传递到耳根部。可灸。

[主治]　头痛，突发性聋，项强。

[提示]　肩背痛加缺盆、神道、大杼、天突、水道、巨骨；风眩头痛加风门、昆仑、关元、关冲。

TE 17　翳风　Yìfēng

[杨甲三取穴技巧]　耳垂后方，乳突与下颌角之间凹陷中。

[解剖]　皮肤→皮下组织→腮腺。

[刺灸]　直刺 0.8～1.2 寸，耳后酸胀，可扩散至半侧面部。可灸。

[主治]　耳鸣，口眼㖞斜，牙关紧闭，齿痛，颊肿。

[提示]　聋加会宗、下关；暴喑不能言加通里；过敏性牙痛加曲鬓、头维、风池、太阳。

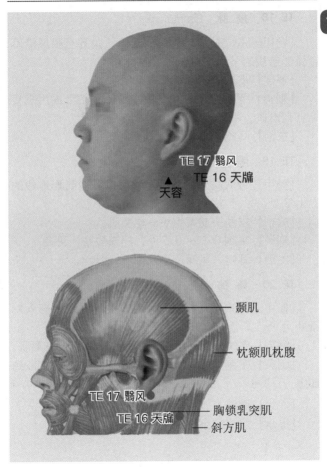

TE 17 翳风
TE 16 天牖
▲ 天容

颞肌

枕额肌枕腹

TE 17 翳风
TE 16 天牖
胸锁乳突肌
斜方肌

TE 18　瘈脉　Chìmài

[杨甲三取穴技巧] 乳突前下缘，角孙至翳风沿耳轮弧形连线的下 1/3 处。

[解剖] 皮肤→皮下组织→耳后肌。

[刺灸] 平刺 0.3 ~ 0.5 寸，局部酸胀；或用三棱针点刺出血。可灸。

[主治] 耳鸣，小儿惊厥。

TE 19　颅息　Lúxī

[杨甲三取穴技巧] 角孙至翳风沿耳轮弧形连线的上 1/3 处。

[解剖] 皮肤→皮下组织→枕额肌。

[刺灸] 平刺 0.3 ~ 0.5 寸，局部酸胀。可灸。

[主治] 耳鸣，头痛，小儿惊厥，呕吐。

TE 20　角孙　Jiǎosūn

[杨甲三取穴技巧] 折耳，在耳尖端，颞颥部入发际处。

[解剖] 皮肤→皮下组织→耳上肌→颞筋膜→颞肌。

[刺灸] 平刺 0.3 ~ 0.5 寸，局部酸胀，可扩散到耳周。

[主治] 腮腺炎，目赤肿痛。

[提示] 龈痛加小海。

TE

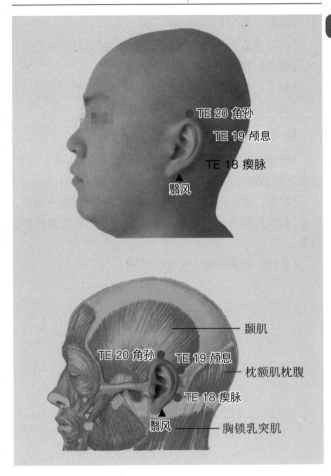

TE 20 角孙
TE 19 颅息
TE 18 瘈脉
翳风

颞肌
TE 20 角孙　TE 19 颅息
枕额肌枕腹
TE 18 瘈脉
翳风
胸锁乳突肌

TE 21 耳 门 Ěrmén

[杨甲三取穴技巧] 耳屏上切迹前凹陷处。

[解剖] 皮肤→皮下组织→腮腺。

[刺灸] 直刺0.5～1.0寸，局部酸胀感。可灸。

[主治] 耳鸣，耳聋，聤耳，齿痛。

TE 22 耳和髎 Ěrhéliáo

[杨甲三取穴技巧] 鬓发后缘，耳郭根的前方，颞浅动脉的后缘。

[解剖] 皮肤→皮下组织→耳前肌→颞筋膜→颞肌。

[刺灸] 避开动脉，斜刺0.3～0.5寸，局部酸胀。可灸。

[主治] 口眼㖞斜，头痛，耳鸣。

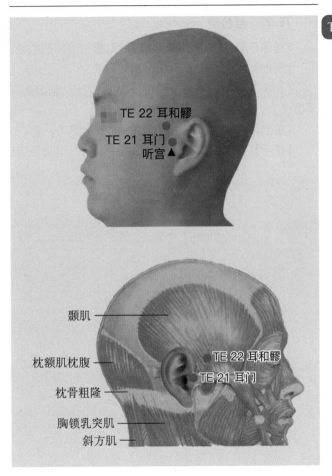

TE 22 耳和髎
TE 21 耳门
听宫▲

颞肌

枕额肌枕腹

枕骨粗隆

胸锁乳突肌

斜方肌

TE 22 耳和髎
TE 21 耳门

TE 23　丝竹空　Sīzhúkōng

[杨甲三取穴技巧]额骨颧突外缘,眉梢外侧凹陷处。

[解剖] 皮肤→皮下组织→眼轮匝肌。

[刺灸] 平刺0.5～1.0寸;或三棱针点刺出血。不宜灸。

[主治] 头痛,癫痫,目赤肿痛,眼睑𥆧动。

[提示] 目疾加前顶;目内红肿加攒竹;吐涎加百会。

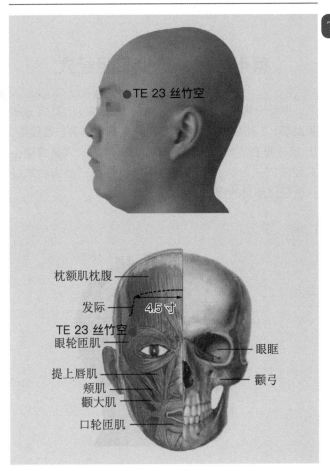

TE 23 丝竹空

枕额肌枕腹

发际　　4.5寸

TE 23 丝竹空
眼轮匝肌

眼眶

提上唇肌
颊肌
颧大肌

颧弓

口轮匝肌

第十二章　足少阳胆经穴

本经一侧 44 穴（左、右两侧共 88 穴），20 穴分布头面部，1 穴分布在肩部，7 穴分布在侧胸部、腰腹部，16 穴分布在下肢外侧面。首穴瞳子髎，末穴足窍阴。本经腧穴主治头、耳、目、咽喉、神志、热病和本经脉所经过部位的疾病。

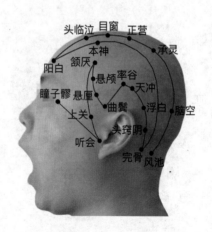

GB

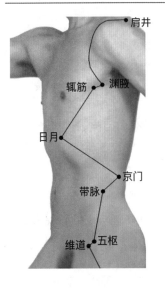

肩井
辄筋　渊腋
日月
京门
带脉
维道　五枢

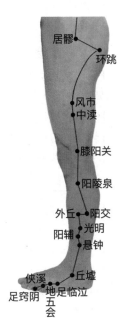

居髎
环跳
风市
中渎
膝阳关
阳陵泉
外丘　阳交
光明
阳辅　悬钟
侠溪　丘墟
足窍阴　地足临泣
五
会

GB 1 瞳子髎 Tóngzǐliáo

[杨甲三取穴技巧] 目外眦外侧 0.5 寸凹陷处。

[解剖] 皮肤→皮下组织→眼轮匝肌。

[刺灸] 向后斜刺 0.5 ～ 0.8 寸，局部酸胀；或三棱针点刺出血。不宜灸。

[主治] 头痛眩晕，口眼㖞斜，目痛，迎风流泪。

[提示] 目生内障加合谷、临泣、睛明；三叉神经痛加合谷、印堂、太阳。

GB 2 听会 Tīnghuì

[杨甲三取穴技巧] 耳屏间切迹与下颌骨髁突之间凹陷处。

[解剖] 皮肤→皮下组织→腮腺。

[刺灸] 直刺 0.5 ～ 1.0 寸，局部酸胀。可灸。

[主治] 头痛，眩晕，耳鸣。

GB 3 上关 Shàngguān

[杨甲三取穴技巧] 颧弓上缘中央凹陷中,下关上1寸。

[解剖] 皮肤→皮下组织→颞筋膜→颞肌。

[刺灸] 直刺 0.5 ～ 0.8 寸，局部酸胀。可灸。

[主治] 头痛，面痛，耳鸣。

[提示] 偏头痛，面痛等加合谷、颊车；耳鸣，耳聋，聋哑，中耳炎，牙痛，牙关紧闭加合谷、颊车、印堂、太阳。

GB

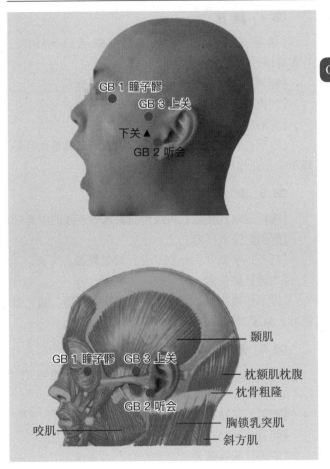

GB 1 瞳子髎
GB 3 上关
下关 ▲
GB 2 听会

颞肌

GB 1 瞳子髎　GB 3 上关

枕额肌枕腹
枕骨粗隆

GB 2 听会

胸锁乳突肌
斜方肌

咬肌

GB 4　颔厌　Hànyàn

[杨甲三取穴技巧] 头维至曲鬓弧形连线的上1/4处。

[解剖] 皮肤→皮下组织→颞筋膜→颞肌。

[刺灸] 平刺0.3～0.5寸，局部酸胀。可灸。

[主治] 头痛眩晕，耳鸣，耳聋。

[提示] 头痛，颈项痛，手腕痛，历节风等加合谷、颊车；小儿惊风加印堂、太阳。

GB 5　悬颅　Xuánlú

[杨甲三取穴技巧] 头维至曲鬓弧形连线的中点处。

[解剖] 同颔厌穴。

[刺灸] 平刺0.5～0.8寸，局部酸胀。可灸。

[主治] 偏头痛。

[提示] 偏头痛，牙痛，面肿，神经衰弱，脑充血，面赤，角膜炎等加合谷、颊车、印堂、太阳。

GB 6　悬厘　Xuánlí

[杨甲三取穴技巧] 头维至曲鬓弧形连线的下1/4处。

[解剖] 同颔厌穴。

[刺灸] 平刺0.5～0.8寸，局部酸胀。可灸。

[主治] 头痛眩晕。

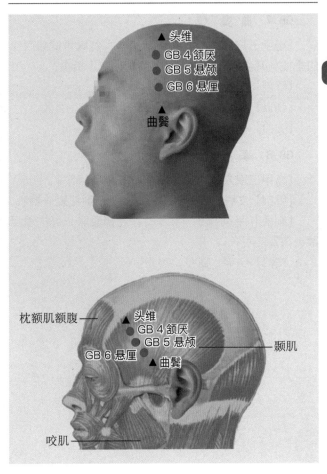

GB 7 曲鬓 Qūbìn

[杨甲三取穴技巧] 在头部，当耳前鬓角发际后缘的垂线与耳尖水平线交点处，约角孙前1横指。

[解剖] 同颔厌穴。

[刺灸] 平刺0.5～0.8寸，局部酸胀。可灸。

[主治] 头痛眩晕。

GB 8 率谷 Shuàigǔ

[杨甲三取穴技巧] 耳尖直上入发际1.5寸。

[解剖] 皮肤→皮下组织→耳上肌→颞筋膜→颞肌。

[刺灸] 平刺0.5～0.8寸，局部酸胀，可扩散至颞侧头部。可灸。

[主治] 头痛，眩晕，小儿惊风。

GB

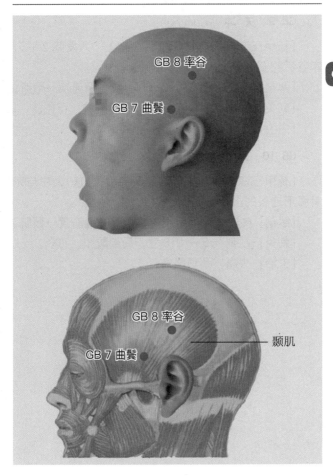

GB 8 率谷

GB 7 曲鬓

GB 8 率谷

GB 7 曲鬓

颞肌

GB 9　天 冲　Tiānchōng

[杨甲三取穴技巧] 耳根后缘直上，入发际2寸，率谷后约0.5寸处。

[解剖] 皮肤→皮下组织→耳上肌→颞筋膜→颞肌。

[刺灸] 平刺0.5～1.0寸，局部酸胀。可灸。

[主治] 头痛眩晕。

GB 10　浮 白　Fúbái

[杨甲三取穴技巧] 耳后乳突的后上方，天冲与完骨弧形连线的上1/3处。

[解剖] 皮肤→皮下组织→耳上肌→颞筋膜→颞肌。

[刺灸] 平刺0.5～0.8寸，局部酸胀。可灸。

[主治] 头痛，颈项强痛。

GB

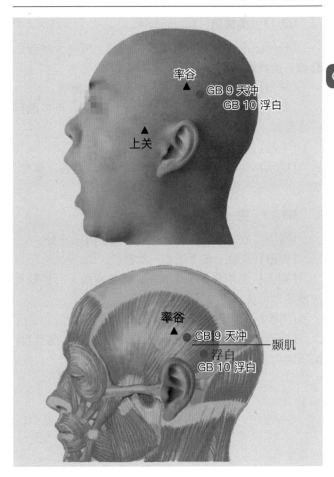

GB 11　头窍阴　Tóuqiàoyīn

[杨甲三取穴技巧] 耳后乳突的后上方，天冲与完骨弧形连线的下 1/3 处。

[解剖] 皮肤→皮下组织→耳后肌→枕额肌。

[刺灸] 平刺 0.5 ~ 0.8 寸，局部酸胀，可扩散至头后侧部。可灸。

[主治] 头痛，耳鸣，胸胁痛，口苦。

[提示] 头痛加强间；头痛，颈项痛加合谷、颊车、颔厌。

GB 12　完骨　Wán'gǔ

[杨甲三取穴技巧] 耳后乳突的后下方凹陷处。

[解剖] 皮肤→皮下组织→枕额肌。

[刺灸] 斜刺 0.5 ~ 0.8 寸，局部酸胀，可扩散至头顶部。可灸。

[主治] 头痛眩晕，耳鸣，耳聋。

[提示] 小便赤黄加小肠俞、白环俞、阳纲、膀胱俞；颈项痛加颔厌；喉痹加天容、气舍。

GB

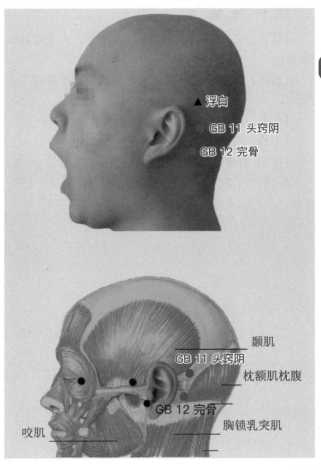

▲ 浮白

GB 11 头窍阴

GB 12 完骨

颞肌

GB 11 头窍阴

枕额肌枕腹

GB 12 完骨

胸锁乳突肌

咬肌

GB 13　本　神　Běnshén

[杨甲三取穴技巧] 前发际上0.5寸，头正中线旁开3寸。

[解剖] 皮肤→皮下组织→枕额肌→帽状腱膜下结缔组织。

[刺灸] 平刺0.5～0.8寸，局部酸胀。可灸。

[主治] 头痛，眩晕，颈项强急，癫痫。

[提示]前额头痛加神庭、印堂;胸胁痛加颅息、内关;小儿惊风加前顶、囟会、天柱;癫痫加心俞、行间、大陵、身柱。

GB

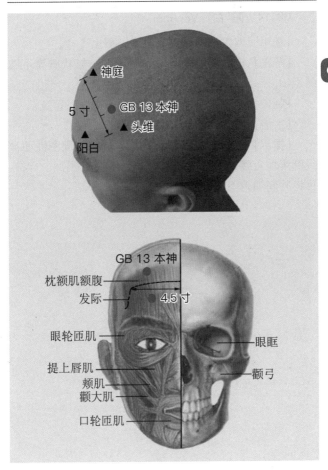

GB 14 阳 白 Yángbái

[杨甲三取穴技巧] 瞳孔直上，眉上1寸。

[解剖] 皮肤→皮下组织→枕额肌→帽状腱膜下结缔组织。

[刺灸] 平刺0.5～0.8寸，局部酸胀。可灸。

[主治] 头痛，眩晕，眼睑𥆧动，面瘫。

[提示] 偏头痛加太阳、风池、外关；周围性面神经麻痹加鱼腰、颧髎、四白、地仓、颊车、翳风、合谷；目赤肿痛加睛明、太阳。

GB

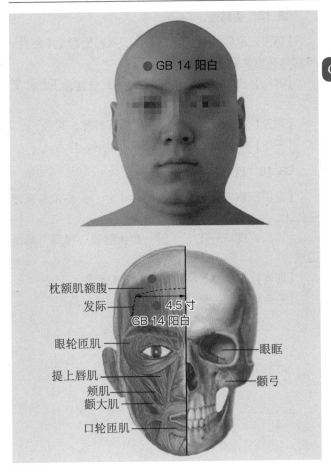

GB 14 阳白

枕额肌额腹
发际
4.5寸
GB 14 阳白
眼轮匝肌
眼眶
提上唇肌
颧弓
颊肌
颧大肌
口轮匝肌

GB 15 头临泣 Tóulínqì

[杨甲三取穴技巧] 阳白直上，入前发际上 0.5 寸，神庭与头维之间中点。

[解剖] 皮肤→皮下组织→枕额肌→腱膜下结缔组织。

[刺灸] 平刺 0.5 ~ 0.8 寸，局部酸胀。可灸。

[主治] 头痛目眩，目赤肿痛，耳鸣，口苦。

GB 16 目窗 Mùchuāng

[杨甲三取穴技巧] 头临泣后 1 寸，头临泣与风池连线上。

[解剖] 皮肤→皮下组织→帽状腱膜→腱膜下结缔组织。

[刺灸] 平刺 0.5 ~ 0.8 寸，局部酸胀。可灸。

[主治] 头痛头晕，目赤肿痛，近视，远视。

GB

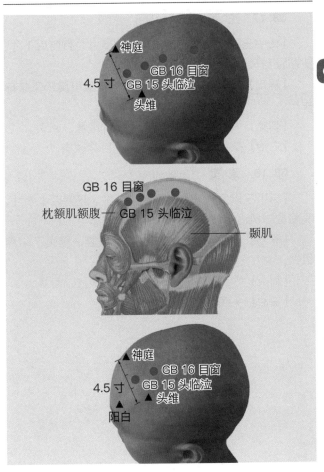

神庭

GB 16 目窗
GB 15 头临泣

头维

4.5寸

GB 16 目窗

枕额肌额腹— GB 15 头临泣

颞肌

神庭

GB 16 目窗
GB 15 头临泣

4.5寸

头维

阳白

GB 17　正 营　Zhèngyíng

[杨甲三取穴技巧] 前发际上 2.5 寸，目窗后 1 寸，头临泣与风池连线上。

[解剖] 皮肤→皮下组织→帽状腱膜→腱膜下结缔组织。

[刺灸] 平刺 0.5～0.8 寸，局部酸胀。可灸。

[主治] 头痛头晕，面目浮肿，目赤肿痛。

GB 18　承 灵　Chénglíng

[杨甲三取穴技巧] 前发际上 4 寸，正营后 1.5 寸，头临泣与风池连线上。

[解剖] 皮肤→皮下组织→帽状腱膜→腱膜下结缔组织。

[刺灸] 平刺 0.5～0.8 寸，局部酸胀。可灸。

[主治] 头痛，眩晕，鼻塞。

GB

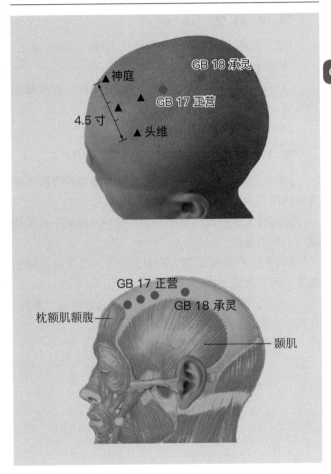

GB 19　脑 空　Nǎokōng

[杨甲三取穴技巧] 平枕外隆突上缘，风池穴直上。

[解剖] 皮肤→皮下组织→枕额肌。

[刺灸] 平刺0.5～0.8寸，局部酸胀，可扩散至后头部。可灸。

[主治] 头痛，癫痫，惊悸。

GB 20　风 池　Fēngchí

[杨甲三取穴技巧] 胸锁乳突肌上端与斜方肌上端之间的凹陷中，平风府穴。

[解剖] 皮肤→皮下组织→项筋膜→头夹肌→头半棘肌→头后大直肌。

[刺灸] 向对侧眼睛方向斜刺0.5～0.8寸，局部酸胀，可扩散至头侧。可灸。

[主治] 头痛，发热，颈项强痛，目赤肿痛，鼻衄，耳鸣，失眠，癫痫。

GB

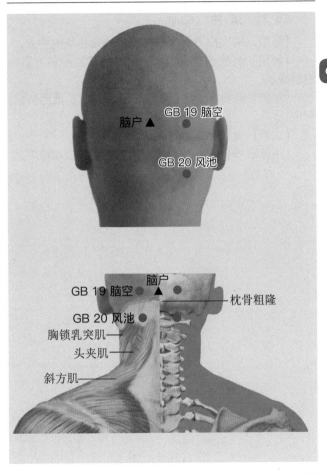

脑户 ▲   GB 19 脑空 ●

GB 20 风池 ●

脑户

GB 19 脑空 ●   ▲ ●

枕骨粗隆

GB 20 风池 ●

胸锁乳突肌——

头夹肌——

斜方肌——

GB 21 肩 井 Jiānjǐng

[杨甲三取穴技巧] 大椎与肩峰外端连线的中点。

[解剖] 皮肤→皮下组织→斜方肌筋膜→斜方肌→肩胛提肌。

[刺灸] 斜刺 0.5 ~ 0.8 寸,局部酸胀,扩散至肩部。可灸。

[主治] 肩臂疼痛,乳腺炎。

[注意事项] 不可过深,以免损伤胸膜顶和肺尖。

GB

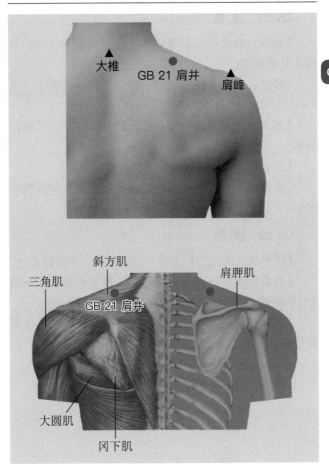

大椎

GB 21 肩井

肩峰

斜方肌

肩胛肌

三角肌

GB 21 肩井

大圆肌

冈下肌

GB 22 渊 腋 Yuānyè

[杨甲三取穴技巧] 腋中线上，腋窝直下3寸，当第4肋间隙中。

[解剖] 皮肤→皮下组织→胸深筋膜→前锯肌→第4肋间结构。

[刺灸] 平刺0.5～0.8寸，局部酸胀，可扩散到胸胁部。可灸。

[主治] 胸满，胁痛，腋下肿，臂痛不举。

[注意事项] 主要应防止刺入胸腔内损伤壁胸膜和肺脏。

GB 23 辄 筋 Zhéjīn

[杨甲三取穴技巧] 当第4肋间隙中，渊腋前1寸。

[解剖] 皮肤→皮下组织→胸深筋膜→前锯肌→第4肋间结构。

[刺灸] 平刺0.5～0.8寸，局部酸胀，可扩散到胸胁部。可灸。

[主治] 胸胁痛，腋肿，咳喘，呕吐。

[注意事项] 同渊腋。

GB

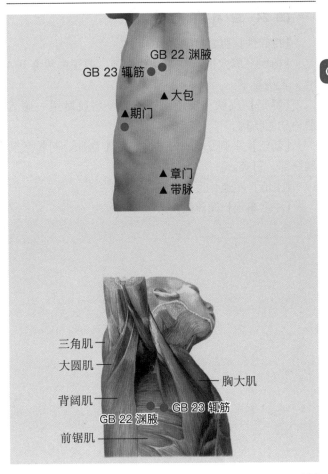

GB 24　日 月　Rìyuè

[特异性] 胆之募穴。

[杨甲三取穴技巧] 第7肋间隙，前正中线旁开4寸，乳头直下。

[解剖] 皮肤→皮下组织→腹外斜肌腱膜→腹直肌→肋间结构。

[刺灸] 平刺0.5～0.8寸，局部酸胀，可扩散到胸胁部。可灸。

[主治] 呃逆，反胃吞酸。

[注意事项] 同渊腋。

GB

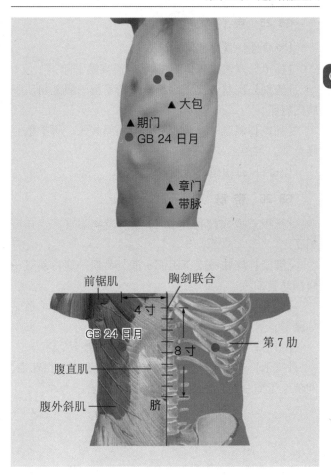

大包

期门
GB 24 日月

章门
带脉

前锯肌　　胸剑联合

4寸

GB 24 日月

第 7 肋

腹直肌

8寸

腹外斜肌　　脐

GB 25　京门　Jīngmén

[特异性] 肾之募穴。

[杨甲三取穴技巧] 第12肋骨游离端下际。

[解剖] 皮肤→皮下组织→腹部筋膜→腹外斜肌→腹内斜肌。

[刺灸] 斜刺0.5～1.0寸，局部酸胀，可扩散至腰背部。可灸。

[主治] 胁肋痛，腹胀，腰脊痛。

GB 26　带脉　Dàimài

[杨甲三取穴技巧] 第11肋骨游离端直下，与脐相平。

[解剖] 皮肤→皮下组织→腹外斜肌→腹内斜肌→腹横筋膜。

[刺灸] 斜刺0.5～1.0寸，局部酸胀，可扩散至侧腰部。可灸。

[主治] 少腹痛，月经不调，带下，痛经，不孕。

[提示] 赤白带下加关元、气海、三阴交、白环俞、间使；无痛分娩，止腹痛方加五枢、府舍、太冲。

GB

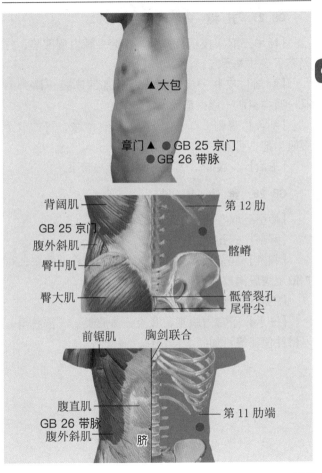

▲大包

章门▲ ●GB 25 京门
●GB 26 带脉

背阔肌 ——
—— 第 12 肋

GB 25 京门
腹外斜肌 ——
—— 髂嵴
臀中肌 ——
—— 骶管裂孔
臀大肌 ——
—— 尾骨尖

前锯肌 胸剑联合

腹直肌 ——
—— 第 11 肋端
GB 26 带脉
腹外斜肌 —— 脐

GB 27　五　枢　Wǔshū

[杨甲三取穴技巧] 仰卧，髂前上棘内侧凹陷，约平脐下 3 寸关元穴。

[解剖] 皮肤→皮下组织→腹部深筋膜→腹外斜肌→腹内斜肌→腹横筋膜。

[刺灸] 直刺 1.0 ～ 1.5 寸，局部酸胀，可扩散至腹股沟部。可灸。

[主治] 少腹痛，月经不调，赤白带下。

GB 28　维　道　Wéidào

[杨甲三取穴技巧] 五枢前下 0.5 寸。

[解剖] 同五枢。

[刺灸] 向前下斜刺 1.0 ～ 1.5 寸，局部酸胀，可扩散至腹股沟部。可灸。

[主治] 月经不调，赤白带下。

[提示] 子宫内膜炎，肾炎，盆腔炎，子宫脱垂，习惯性便秘等可加肝俞、肾俞、横骨。

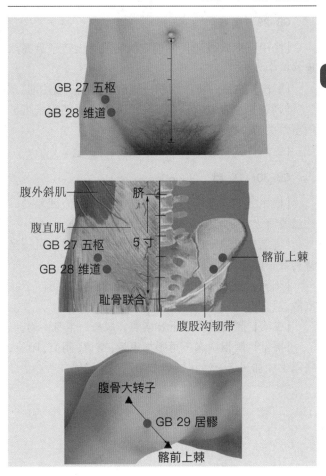

GB 27 五枢
GB 28 维道

腹外斜肌
腹直肌
GB 27 五枢
GB 28 维道

脐
5寸
耻骨联合

髂前上棘
腹股沟韧带

腹骨大转子
GB 29 居髎
髂前上棘

GB

GB 29　居　髎　Jūliáo

[杨甲三取穴技巧] 髂前上棘与股骨大转子最高点连线的中点。

[解剖] 皮肤→皮下组织→阔筋膜张肌→臀中肌。

[刺灸] 直刺或斜刺 1.5～2.0 寸，局部酸胀可扩散至髋关节、臀部。可灸。

[主治] 腰腿痹痛，瘫痪，足痿，疝气。

GB 30　环　跳　Huántiào

[杨甲三取穴技巧] 侧卧，于大转子后方凹陷处，约当股骨大转子与骶管裂孔连线的外 1/3 处。

[解剖] 皮肤→皮下组织→臀肌筋膜→臀大肌→坐骨神经→闭孔内肌。

[刺灸] 直刺 2.0～3.0 寸，局部酸胀，可向下肢放散。可灸。

[主治] 腰胯疼痛，下肢痿痹，风疹，半身不遂。

[提示] 髀枢中痛不可举加束骨、交信、阴交、阳谷；膝以上痛加风市；冷风湿痹加阳陵泉；腰痛加委中。

GB

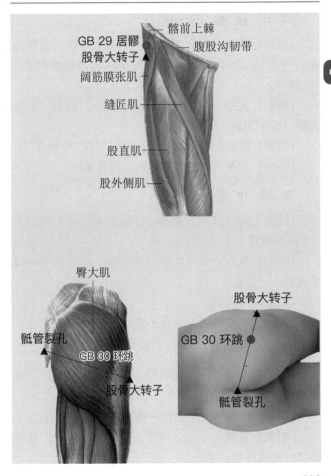

GB 31 风市 Fēngshì

[杨甲三取穴技巧] 直立，两手自然下垂，当中指尖止处取穴；或侧卧，于股外侧中线，距腘横纹上7寸处取穴。

[解剖] 皮肤→皮下组织→阔筋膜→髂胫束→股外侧肌→股中间肌。

[刺灸] 直刺1.5～2.5寸，局部酸胀，可向下放散。可灸。

[主治] 半身不遂，下肢痿痹，全身瘙痒。

GB 32 中渎 Zhōngdú

[杨甲三取穴技巧] 侧卧，于股外侧中线，风市下2寸，腘横纹上5寸。

[解剖] 皮肤→皮下组织→髂胫束→股外侧肌→股中间肌。

[刺灸] 同风市。

[主治] 下肢痿痹，半身不遂。

GB 33 膝阳关 Xīyángguān

[杨甲三取穴技巧] 股骨外上髁后上缘，股二头肌腱与髂胫束之间的凹陷。

[解剖] 皮肤→皮下组织→髂胫束→股外侧肌。

[刺灸] 直刺1.0～2.0寸，局部酸胀，可扩散至膝部和大腿外侧。可灸。

GB

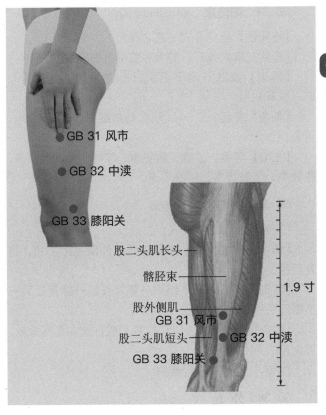

GB 31 风市

GB 32 中渎

GB 33 膝阳关

股二头肌长头——

髂胫束——

股外侧肌——
GB 31 风市

股二头肌短头—— ● GB 32 中渎

GB 33 膝阳关 ●

1.9寸

[主治] 膝髌肿痛，筋挛急，小腿麻木等。
[提示] 胫痹不仁加环跳、承筋。

GB 34 阳陵泉 Yánglíngquán

[特异性] 胆经合穴；筋之会穴。

[杨甲三取穴技巧] 腓骨头前下方凹陷中。

[解剖] 皮肤→皮下组织→小腿深筋膜→腓骨长肌→腓骨短肌。

[刺灸] 直刺 1.0 ～ 1.5 寸，局部酸胀，向下肢发散。可灸。

[主治] 耳鸣，目痛，胸胁痛，咳喘，反酸，黄疸，膝肿痛，下肢痿痹、半身不遂。

GB 35 阳 交 Yángjiāo

[特异性] 阳维脉郄穴。

[杨甲三取穴技巧] 小腿外侧，外踝尖上 7 寸，腓骨后缘。

[解剖] 皮肤→皮下组织→腓骨长肌→腓骨短肌→小腿三头肌→趾长屈肌。

[刺灸] 直刺 1.0 ～ 1.5 寸，局部酸胀或向足部放散。可灸。

[主治] 膝痛，足胫痿痹。

GB 36 外 丘 Wàiqiū

[特异性] 胆经郄穴。

[杨甲三取穴技巧] 外踝尖上 7 寸，腓骨前缘。

GB

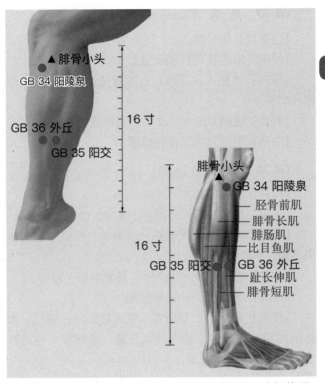

[解剖] 皮肤→皮下组织→腓骨长、短肌→趾长伸肌。

[刺灸] 直刺1.0～1.5寸,局部酸胀或向足部放散。
可灸。

[主治] 下肢疼痛,颈项痛,癫痫。

GB 37 光 明 Guāngmíng

[特异性] 胆经络穴。

[杨甲三取穴技巧] 外踝尖上5寸，腓骨前缘。

[解剖] 皮肤→皮下组织→腓骨长、短肌→趾长伸肌→蹈长伸肌。

[刺灸] 直刺0.8～1.2寸，局部酸胀。可灸。

[主治] 目赤肿痛，视物模糊。

GB 38 阳 辅 Yángfǔ

[特异性] 胆经经穴。

[杨甲三取穴技巧] 外踝尖上4寸，腓骨前缘。

[解剖] 皮肤→皮下组织→腓骨长、短肌→趾长伸肌→蹈长伸肌。

[刺灸] 直刺0.8～1.2寸，局部酸胀。可灸。

[主治] 胸胁痛，下肢外侧痛。

[提示] 风痹不仁加阳关；厥逆加临泣、章门；如脉绝加间使、复溜；腋下肿加丘墟、足临泣；两足麻木加阳交、绝骨、行间。

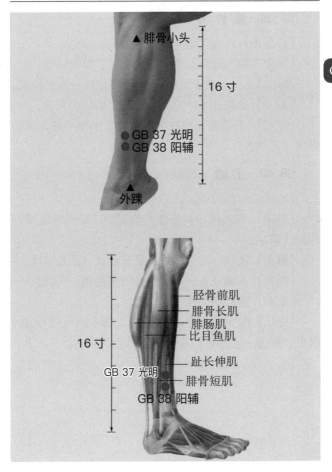

GB

GB 39 悬钟 Xuánzhōng

[特异性] 八会穴之一，髓之会穴。

[杨甲三取穴技巧] 外踝尖上 3 寸，腓骨后缘。

[解剖] 皮肤→皮下组织→腓骨长、短肌→趾长伸肌。

[刺灸] 直刺 0.5～0.8 寸，局部酸胀。可灸。

[主治] 颈项强，四肢关节酸痛，半身不遂，胸胁疼痛，耳鸣。

GB 40 丘墟 Qiūxū

[特异性] 胆经原穴。

[杨甲三取穴技巧] 外踝的前下方，趾长伸肌腱的外侧凹陷中。

[解剖] 皮肤→皮下组织→足背筋膜→趾短伸肌。

[刺灸] 直刺 0.5～0.8 寸，局部酸胀。可灸。

[主治] 胸胁痛，疝气。

[提示] 水肿加阳跷；目中翳膜加瞳子；卒疝加大敦、阴市、照海；足不能行加行间、昆仑、太冲。

GB

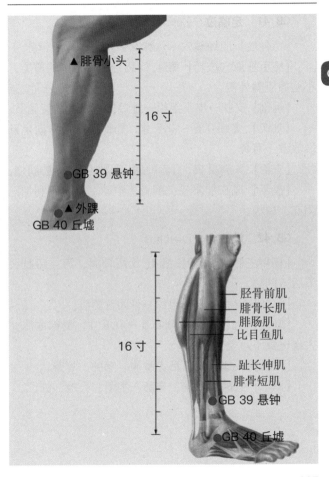

▲腓骨小头

16寸

GB 39 悬钟

▲外踝
GB 40 丘墟

16寸

胫骨前肌
腓骨长肌
腓肠肌
比目鱼肌

趾长伸肌
腓骨短肌

GB 39 悬钟

GB 40 丘墟

GB 41　足临泣　Zúlínqì

[特异性] 胆经输穴；八脉交会穴之一，通带脉。

[杨甲三取穴技巧] 第4、5跖骨底接合部的前方，小趾伸肌腱外侧。

[解剖] 皮肤→皮下组织→趾短伸肌→骨间背侧肌。

[刺灸] 直刺0.5～0.8寸，局部酸胀，可向足趾端放散。可灸。

[主治] 头痛目眩，目赤肿痛，咽肿，耳聋，胁肋痛。

[提示] 风眩加阳谷、腕骨、申脉；月事不利加三阴交、中极。

GB 42　地五会　Dìwǔhuì

[杨甲三取穴技巧] 第4、5跖骨间，第4跖趾关节后方凹陷。

[解剖] 皮肤→皮下组织→骨间背侧肌。

[刺灸] 直刺或向上刺0.5～0.8寸，局部酸胀。古代记载不可灸。

[主治] 头痛目眩，目赤肿痛，咽肿，耳聋。

[提示] 腋肿加阳辅、申脉、委阳、天池、临泣。

GB

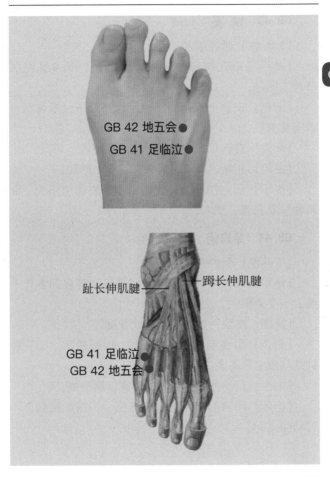

GB 42 地五会
GB 41 足临泣

趾长伸肌腱 —— 姆长伸肌腱

GB 41 足临泣
GB 42 地五会

GB 43　侠溪　Xiáxī

[特异性] 胆经荥穴。

[杨甲三取穴技巧] 第4、5趾骨间，第4跖趾关节前方凹陷。

[解剖] 皮肤→皮下组织→足背筋膜→趾短伸肌→骨间背侧肌。

[刺灸] 直刺0.5～0.8寸，局部酸胀。可灸。

[主治] 头痛，耳鸣，耳聋，目痛，颊肿。

[提示] 狂疟加丘墟、光明；膝外廉痛加阳关；颌颊肿加耳和髎、颊车。

GB 44　足窍阴　Zúqiàoyīn

[特异性] 胆经井穴。

[杨甲三取穴技巧] 第4趾甲外缘和基底部各作一线，相交处取穴，去趾甲角0.1寸。

[解剖] 皮肤→皮下组织→趾背腱膜。

[刺灸] ①浅刺0.1～0.2寸，局部酸胀。②三棱针点刺放血。可灸。

[主治] 目赤肿痛，耳鸣，耳聋，胸胁痛。

[提示] 手臂肘挛不伸加手三里；头痛如锥刺、不可动加强间。

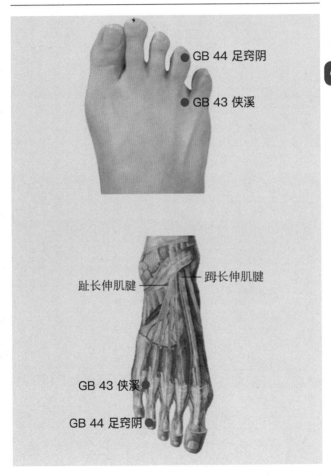

GB

GB 44 足窍阴

GB 43 侠溪

趾长伸肌腱 —— —— 姆长伸肌腱

GB 43 侠溪

GB 44 足窍阴

第十三章 足厥阴肝经穴

本经一侧 14 穴（左、右两侧共 28 个穴），2 个穴在胸胁部，12 个穴分布在下肢内侧面。首穴大敦，末穴期门。本经腧穴主治头、耳、目、咽喉、神志、热病和本经脉所经过部位的疾病。

LR

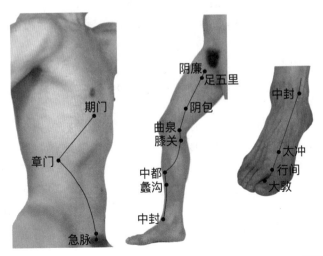

LR 1 大 敦 Dàdūn

[特异性] 肝经井穴。

[杨甲三取穴技巧] 趾甲外缘和基底部各作一线，相交处取穴，去趾甲角 0.1 寸。

[解剖] 皮肤→皮下组织→趾背腱膜。

[刺灸] ①浅刺 0.1 ～ 0.2 寸，局部酸胀。②三棱针点刺放血。可灸。

[主治] 经闭，崩漏，阴挺，疝气，遗尿，癃闭。

LR 2 行 间 Xíngjiān

[特异性] 肝经荥穴。

[杨甲三取穴技巧] 第 1、2 趾间，趾蹼缘后方，跖趾关节前方凹陷。

[解剖] 皮肤→皮下组织→骨间背侧肌。

[刺灸] 直刺 0.5 ～ 0.8 寸，局部酸胀，可放散至足背。可灸。

[主治] 头痛，目赤，胸胁胀痛，心烦，咳血，痛经。

[提示] 厥心痛加太冲；小便不利加中封；癃闭，茎中痛加曲泉。

LR

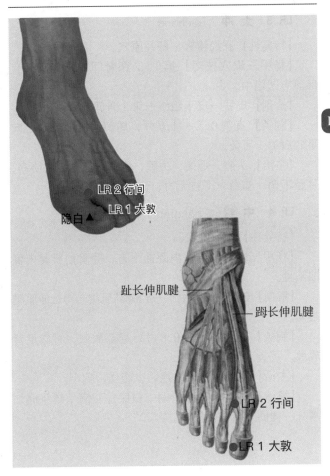

LR 2 行间
LR 1 大敦
隐白▲

趾长伸肌腱

蹞长伸肌腱

LR 2 行间

LR 1 大敦

LR 3　太冲　Tàichōng

[特异性] 肝经输穴；肝经原穴。

[杨甲三取穴技巧] 第1、2跖骨间，跖骨底接合部前方凹陷中。

[解剖] 皮肤→皮下组织→第1骨间背侧肌。

[刺灸] 直刺0.5～1.0寸，局部酸胀或麻木，向足底放射。可灸。

[主治] 头痛，咽痛，失眠，疝气，遗尿，胸胁痛，月经不调，痛经，下肢无力，惊风，癫痫。

LR 4　中封　Zhōngfēng

[特异性] 肝经经穴。

[杨甲三取穴技巧] 内踝前下方，胫骨前肌腱内侧凹陷处。

[解剖] 皮肤→皮下组织→胫骨前肌腱与踇趾伸肌腱之间。

[刺灸] 直刺0.5～0.8寸，局部酸胀，可向足背放散。可灸。

[主治] 内踝肿痛，足冷，少腹痛，咽干。

[提示] 小便不利加行间；腆胀加四满；绕脐痛加水分、神阙；黄疸加五里。

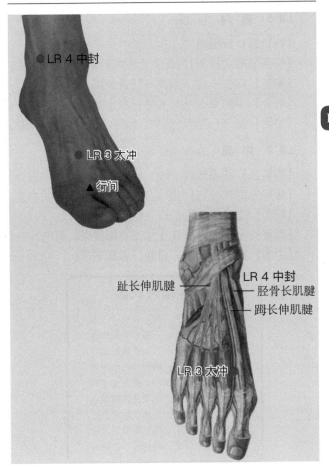

LR

LR 4 中封

LR 3 太冲

▲行间

趾长伸肌腱 ——

LR 4 中封

—— 胫骨长肌腱

—— 姆长伸肌腱

LR 3 太冲

LR 5　蠡沟　Lígōu

[特异性] 肝经络穴。

[杨甲三取穴技巧] 内踝尖上5寸,胫骨内侧面的中央。

[解剖] 皮肤→皮下组织→胫骨骨膜。

[刺灸] 平刺0.5～0.8寸,局部酸胀。可灸。

[主治] 疝气,遗尿,阴痛,月经不调,带下,崩漏。

LR 6　中都　Zhōngdū

[特异性] 肝经郄穴。

[杨甲三取穴技巧] 内踝尖上7寸,胫骨内侧面的中央。

[解剖] 皮肤→皮下组织→胫骨骨膜。

[刺灸] 平刺0.5～0.8寸,局部酸胀。可灸。

[主治] 疝气,遗精,崩漏,恶露不尽。

肝经经穴歌诀

LR 十四是肝经,起于大敦期门终,
肠腹诸疾前阴病,五脏可治胆亦良,
大敦姆趾外甲角,行间纹端趾缝寻,
太冲关节后凹陷,踝前筋内取中封,
踝上五寸蠡沟穴,中都踝上七寸擒,
膝关阴陵后一寸,曲泉屈膝横纹上,
阴包膝上方四寸,五里气冲下三寸,
阴廉气二动脉中,急脉阴旁二五分,
十一肋端章门是,期门乳下二肋间。

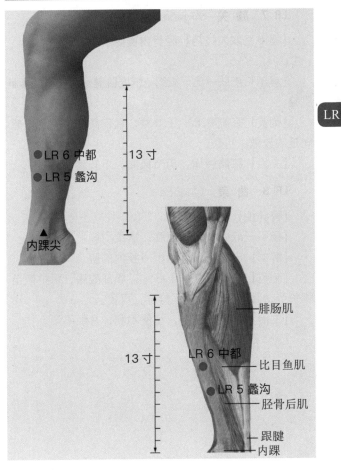

LR

13寸

● LR 6 中都
● LR 5 蠡沟

▲ 内踝尖

13寸

腓肠肌

LR 6 中都
比目鱼肌

LR 5 蠡沟
胫骨后肌

跟腱
内踝

LR 7　膝 关　Xīguān

［杨甲三取穴技巧］胫骨内侧髁的下方，阴陵泉后1寸。

［解剖］皮肤→皮下组织→缝匠肌腱→半膜肌和半腱肌腱。

［刺灸］直刺0.8～1.0寸，局部酸胀，有麻电感向足底放散。可灸。

［主治］膝髌肿痛，历节风痛，下肢痿痹。

LR 8　曲 泉　Qūquán

［特异性］肝经合穴。

［杨甲三取穴技巧］屈膝，横纹内侧端。

［解剖］皮肤→皮下组织→股内侧肌。

［刺灸］直刺1.0～1.5寸，局部酸胀，可扩散至膝关节，并有麻电感向下传导。可灸。

［主治］阳痿，遗精，小便不利，月经不调。

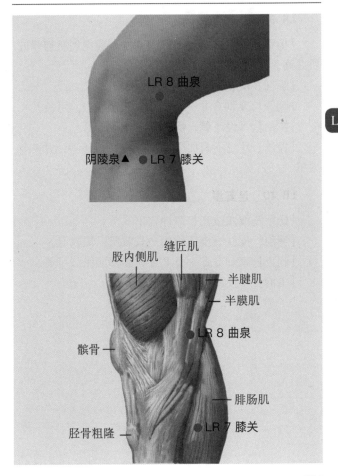

LR

LR 9　阴 包　Yīnbāo

[杨甲三取穴技巧] 髌底上4寸，股内侧肌与缝匠肌之间。

[解剖] 皮肤→皮下组织→大收肌。

[刺灸] 直刺0.8～1.0寸，局部酸胀。可灸。

[主治] 月经不调，腹痛。

[提示] 月经不调加交信；小便不利加至阴、阴陵泉、地机、三阴交。

LR 10　足五里　Zúwǔlǐ

[杨甲三取穴技巧] 气冲穴下3寸。

[解剖] 皮肤→皮下组织→长收肌→短收肌。

[刺灸] 直刺0.5～0.8寸，局部酸胀。可灸。

[主治] 小便不利。

LR

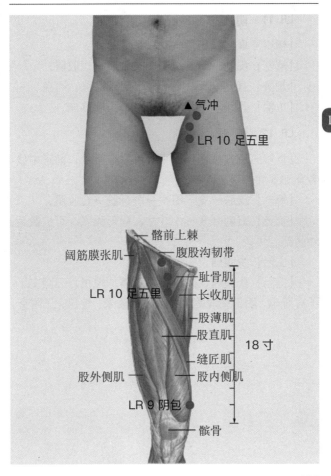

气冲 ▲

LR 10 足五里

髂前上棘

阔筋膜张肌 —

腹股沟韧带

耻骨肌

LR 10 足五里

长收肌

股薄肌

股直肌

18寸

缝匠肌

股外侧肌

股内侧肌

LR 9 阴包

髌骨

LR 11　阴　廉　Yīnlián

[杨甲三取穴技巧] 气冲穴下 2 寸。

[解剖] 皮肤→皮下组织→长收肌→短收肌。

[刺灸] 直刺 0.5 ~ 0.8 寸，局部酸胀。可灸。

[主治] 月经不调，赤白带下，少腹疼痛。

LR 12　急　脉　Jímài

[杨甲三取穴技巧] 横平耻骨联合下缘，前正中线旁开 2.5 寸，腹股沟中。

[解剖] 皮肤→皮下组织→耻骨肌→短收肌。

[刺灸] 直刺 0.8 ~ 1.0 寸，局部酸胀，可扩散至外阴部。可灸。

[主治] 少腹痛，疝气，阴痛。

[提示] 少腹痛，阴挺，阴茎痛加地机、三阴交；子宫脱垂，阴部肿痛等加至阴、阴陵泉、地机、三阴交。

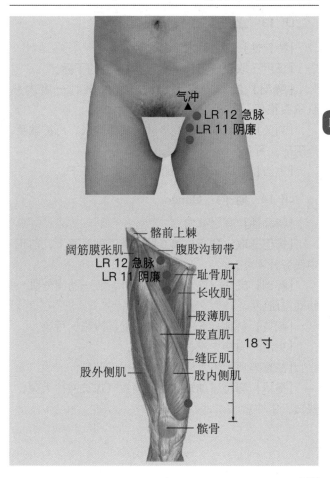

气冲 ▲

LR 12 急脉
LR 11 阴廉

髂前上棘

阔筋膜张肌 —— ｜—— 腹股沟韧带

LR 12 急脉
LR 11 阴廉

—— 耻骨肌

—— 长收肌

—— 股薄肌

—— 股直肌

18 寸

—— 缝匠肌

股外侧肌 —— ｜—— 股内侧肌

—— 髌骨

LR

LR 13　章门　Zhāngmén

[特异性] 脾之募穴；脏之会穴。

[杨甲三取穴技巧] 第11肋游离端的下际。

[解剖] 皮肤→皮下组织→腹外斜肌→腹内斜肌→腹横肌。

[刺灸] 斜刺0.5～0.8寸，局部酸胀，可扩散至外阴部。可灸。

[主治] 脘腹胀满，胸胁疼痛，饮食不下。

LR 14　期门　Qīmén

[特异性] 肝之募穴。

[杨甲三取穴技巧] 第6肋间隙，乳头直下，前正中线旁开4寸。

[解剖] 皮肤→皮下组织→腹外斜肌→肋间外肌→肋间内肌。

[刺灸] 斜刺0.5～0.8寸，局部酸胀。可灸。

[主治] 胸胁支满，呕吐呃逆。

[注意事项] 不可深刺，以免损伤肺脏。

[提示] 胸胁痛加缺盆；心痛短气加长强、天突、侠白、中冲。

LR

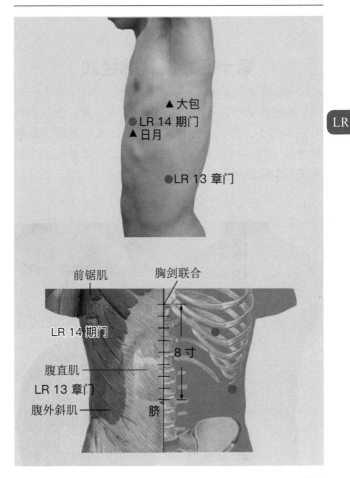

▲大包

●LR 14 期门

▲日月

●LR 13 章门

前锯肌　　　胸剑联合

LR 14 期门

8寸

腹直肌

LR 13 章门

腹外斜肌　　　脐

第十四章 督脉经穴

本经共 28 穴，分布在头、面、项、背、腰、骶部后正中线上。首穴长强，末穴龈交。本经腧穴主治精神神经系统、呼吸系统、消化系统、泌尿系统、生殖系统和本经脉所经过部位的疾病。

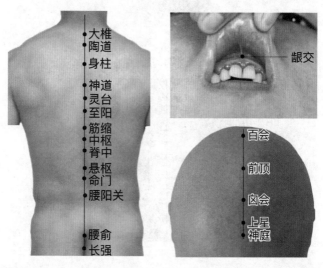

大椎
陶道
身柱
神道
灵台
至阳
筋缩
中枢
脊中
悬枢
命门
腰阳关

腰俞
长强

龈交

百会
前顶
囟会
上星
神庭

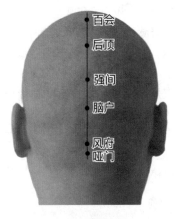

GV

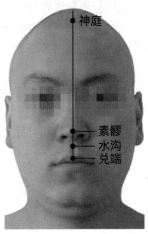

GV 1 长 强 Chángqiáng

[特异性] 督脉络穴。

[杨甲三取穴技巧] 尾骨下方，尾骨端与肛门连线的中点处。

[解剖] 皮肤→皮下组织→肛尾韧带→尾骨肌→肛提肌。

[刺灸] 向上斜刺 0.5 ~ 1.0 寸，贴近尾骨前缘，沿尾骨和直肠之间缓慢刺入，局部酸胀。不宜灸。

[主治] 便秘，痔疾，脱肛。

GV 2 腰 俞 Yāoshū

[杨甲三取穴技巧] 骶管裂孔处，后正中线上。

[解剖] 皮肤→皮下组织→骶尾背侧韧带→骶管。

[刺灸] 斜刺 0.5 ~ 1.0 寸，局部酸胀，针感可扩散至腰骶部。可灸。

[主治] 泄泻，便秘，痔疾，尾骶痛，尿潴留。

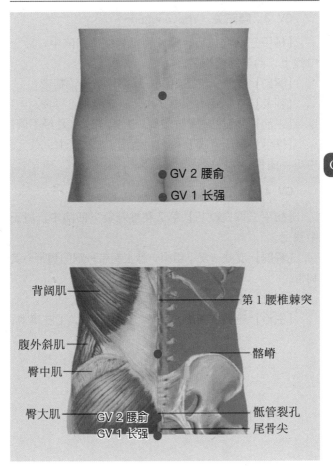

GV

背阔肌

腹外斜肌

臀中肌

臀大肌

GV 2 腰俞
GV 1 长强

第1腰椎棘突

髂嵴

骶管裂孔
尾骨尖

GV 2 腰俞
GV 1 长强

GV 3　腰阳关　Yāoyángguān

[杨甲三取穴技巧] 第4腰椎棘突下凹陷中，后正中线上，约与髂嵴相平。

[解剖] 皮肤→皮下组织→棘上韧带→黄韧带。

[刺灸] 直刺0.5～1.0寸，局部酸胀。可灸。

[主治] 腰骶痛，下肢痿痹，遗精，阳痿，月经不调。

[提示] 膀胱麻痹（癃闭，遗溺）加次、中、关元、中极、曲骨。

GV 4　命　门　Mìngmén

[杨甲三取穴技巧] 第2腰椎棘突下凹陷中，后正中线上。

[解剖] 皮肤→皮下组织→棘上韧带→棘间韧带→黄韧带。

[刺灸] 直刺0.5～1.0寸，局部酸胀。可灸。

[主治] 遗精，阳痿，不孕，虚损腰痛，下肢痿痹。

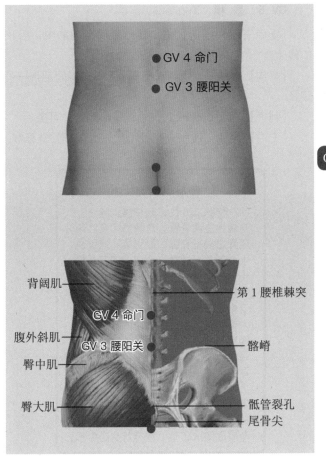

GV

背阔肌

GV 4 命门

腹外斜肌

GV 3 腰阳关

臀中肌

臀大肌

第1腰椎棘突

髂嵴

骶管裂孔

尾骨尖

GV 5 悬 枢 Xuánshū

[杨甲三取穴技巧] 第1腰椎棘突下凹陷中，后正中线上。

[解剖] 皮肤→皮下组织→棘上韧带→棘间韧带→黄韧带。

[刺灸] 直刺0.5～1.0寸，局部酸胀。可灸。

[主治] 腹痛，腹胀，完谷不化，泄泻，腰脊强痛。

督脉经穴歌诀

GV 督脉二九良，起长强止龈交上，
脑病为主次分段，急救热病及肛肠，
尾骨之端是长强，骶管裂孔取腰俞，
十六阳关平髋量，命门十四三悬枢，
十一椎下脊中藏，十椎中枢九筋缩，
七椎之下乃至阳，六灵道五神道穴，
三椎之下身柱藏，陶道一椎之下取，
大椎就在一椎上，哑门入发五分处，
风府一寸宛中当，粗隆上缘寻脑户，
强间户上寸半量，后顶再上一寸半，
百会七寸顶中央，前顶囟会俱寸五，
上星入发一寸量，神庭五分入发际，
素髎鼻尖准头乡，水沟鼻唇沟上取，
兑端唇上尖端藏，龈交系带齿龈交，
两眉之间取印堂，经行背头居中行。

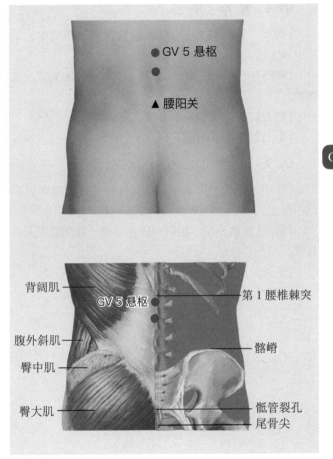

GV

GV 6 脊中 Jǐzhōng

[杨甲三取穴技巧] 第11胸椎棘突下凹陷中，后正中线上。

[解剖] 皮肤→皮下组织→棘上韧带→棘间韧带→黄韧带。

[刺灸] 斜刺0.5～1.0寸，局部酸胀。可灸。

[主治] 腹泻，痢疾，痔。

GV 7 中枢 Zhōngshū

[杨甲三取穴技巧] 第10胸椎棘突下凹陷中，后正中线上。

[解剖] 皮肤→皮下组织→棘上韧带→棘间韧带→黄韧带。

[刺灸] 斜刺0.5～1.0寸，局部酸胀。可灸。

[主治] 呕吐，腹满，食欲减退，腰背痛。

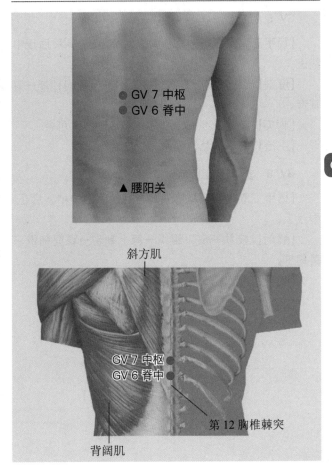

斜方肌

GV 7 中枢
GV 6 脊中

第 12 胸椎棘突

背阔肌

GV

337

GV 8 筋 缩 Jīnsuō

[杨甲三取穴技巧] 第9胸椎棘突下凹陷中,后正中线上。

[解剖] 皮肤→皮下组织→棘上韧带→棘间韧带→黄韧带。

[刺灸] 斜刺0.5～1.0寸,局部酸胀。可灸。

[主治] 筋挛拘急,癫痫。

GV 9 至 阳 Zhìyáng

[杨甲三取穴技巧] 第7胸椎棘突下凹陷中,后正中线上。

[解剖] 皮肤→皮下组织→棘上韧带→棘间韧带→黄韧带。

[刺灸] 斜刺0.5～1.0寸,局部酸胀。可灸。

[主治] 胸胁胀痛,黄疸,腰背疼痛,脊强。

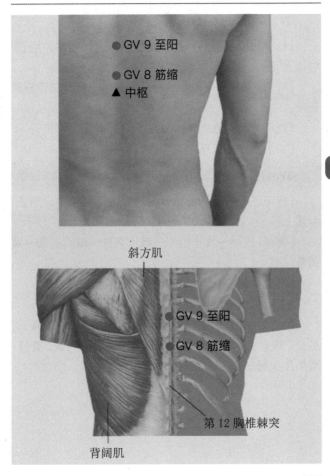

● GV 9 至阳
● GV 8 筋缩
▲ 中枢

GV

斜方肌

● GV 9 至阳
● GV 8 筋缩

第 12 胸椎棘突

背阔肌

GV 10　灵 台　Língtái

[杨甲三取穴技巧] 第6胸椎棘突下凹陷中，后正中线上。

[解剖] 皮肤→皮下组织→棘上韧带→棘间韧带→黄韧带。

[刺灸] 斜刺0.5～1.0寸，局部酸胀。可灸。

[主治] 疔疮，咳喘，项强，背痛。

GV 11　神 道　Shéndào

[杨甲三取穴技巧] 第5胸椎棘突下凹陷中，后正中线上。

[解剖] 皮肤→皮下组织→棘上韧带→棘间韧带→黄韧带。

[刺灸] 斜刺0.5～1.0寸，局部酸胀。可灸。

[主治] 失眠健忘，肩背痛。

[提示] 腰脊急强加脊中、腰俞、长强、大杼、膈关、水分、脾俞、小肠俞、膀胱俞；健忘加幽门、列缺，膏肓；寒热加少海。

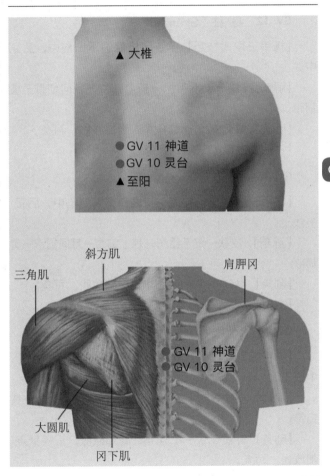

▲ 大椎

● GV 11 神道
● GV 10 灵台
▲ 至阳

GV

三角肌

斜方肌

肩胛冈

● GV 11 神道
● GV 10 灵台

大圆肌

冈下肌

341

GV 12 身柱 Shēnzhù

[杨甲三取穴技巧] 第3胸椎棘突下凹陷中，后正中线上。

[解剖] 皮肤→皮下组织→棘上韧带→棘间韧带→黄韧带。

[刺灸] 斜刺0.5～1.0寸，局部酸胀。可灸。

[主治] 咳嗽，气喘，疔疮。

GV 13 陶道 Táodào

[杨甲三取穴技巧] 第1胸椎棘突下凹陷中，后正中线上。

[解剖] 皮肤→皮下组织→棘上韧带→棘间韧带→黄韧带。

[刺灸] 斜刺0.5～1.0寸，局部酸胀。可灸。

[主治] 恶寒发热。

GV 14 大椎 Dàzhuī

[杨甲三取穴技巧] 第7颈椎棘突下凹陷中，后正中线上。

[解剖] 皮肤→皮下组织→棘上韧带→棘间韧带→黄韧带。

[刺灸] 斜刺0.5～1.0寸，局部酸胀。三棱针点刺放血。可灸。

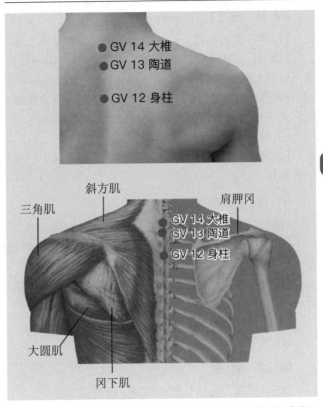

GV

［主治］恶寒发热，头项强痛，肩背痛风疹，咳喘，癫狂。

［提示］温疟加腰俞；脾寒发疟加间使、乳根；感冒（风寒型）加列缺；疟疾加间使、后溪、复溜。

GV 15　哑 门　Yǎmén

[杨甲三取穴技巧] 后正中线上，入后发际 0.5 寸。

[解剖] 皮肤→皮下组织→左、右斜方肌之间→项韧带→棘间韧带→黄韧带。

[刺灸] 伏案正坐位，头微前倾，使颈部肌肉放松，针尖向下颌方向缓慢刺入 0.5 ～ 1.0 寸。不宜灸。

[主治] 舌缓不语，头痛。

[注意事项] 进针勿向鼻的方向，不可过深，以免损伤延髓。

GV 16　风 府　Fēngfǔ

[杨甲三取穴技巧] 后正中线上，入后发际 1 寸。

[解剖] 皮肤→皮下组织→左、右斜方肌之间→项韧带→环枕后膜。

[刺灸] 伏案正坐位，头微前倾，使颈部肌肉放松，针尖向下颌方向缓慢刺入 0.5 ～ 1.0 寸。不宜灸。

[主治] 头项强痛，目眩，鼻塞，中风，癫痫。

[注意事项] 同哑门。

GV 17　脑 户　Nǎohù

[杨甲三取穴技巧] 枕骨粗隆上缘凹陷中。

[解剖] 皮肤→皮下组织→枕额肌→腱膜下结缔组织。

[刺灸] 平刺 0.5 ～ 0.8 寸，局部胀痛。

[主治] 眩晕，头痛，项强。

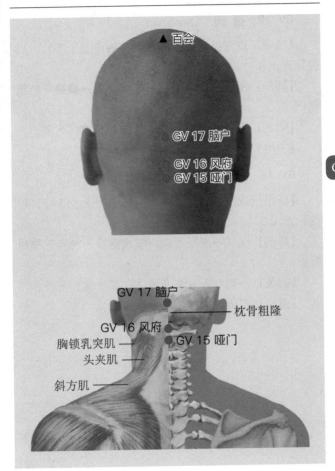

GV 18 强 间 Qiángjiān

[杨甲三取穴技巧] 正中线上，脑户上 1.5 寸，后发际直上 4 寸。

[解剖] 皮肤→皮下组织→帽状腱膜→腱膜下结缔组织。

[刺灸] 平刺 0.5～0.8 寸，局部胀痛。可灸。

[主治] 头痛，目眩，痫症。

GV 19 后 顶 Hòudǐng

[杨甲三取穴技巧] 正中线上，强间上 1.5 寸，后发际直上 5.5 寸。

[解剖] 皮肤→皮下组织→帽状腱膜→腱膜下结缔组织。

[刺灸] 平刺 0.5～0.8 寸，·局部胀痛。可灸。

[主治] 项强，头痛，眩晕，失眠。

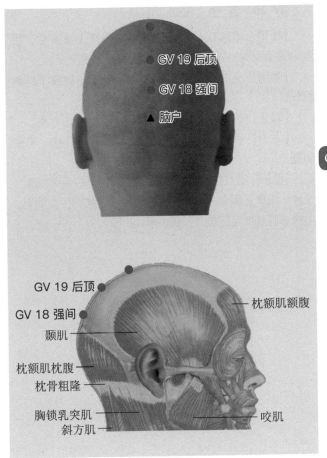

GV

GV 20 百 会 Bǎihuì

[杨甲三取穴技巧] 正中线上，后顶上 1.5 寸，后发际直上 7 寸。或两耳尖连线与头正中线交点。

[解剖] 皮肤→皮下组织→帽状腱膜→腱膜下结缔组织。

[刺灸] 平刺 0.5～0.8 寸，局部胀痛，可灸。

[主治] 昏迷，中风，癫痫，眩晕，头痛，脱肛，痔疾，阴挺。

[提示] 脚气加风府、五脏六腑的俞募穴；头风加脑空、天柱；阳痿加膈俞、胃俞、肾俞、命门、腰阳关、关元、中极；脱肛加足三里、长强、承山。

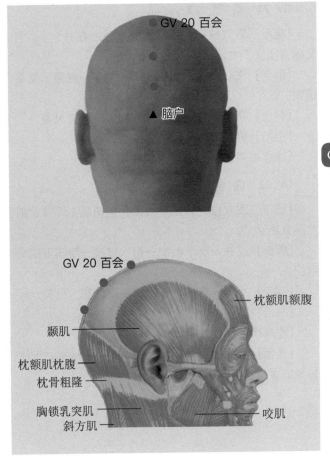

GV 20 百会

▲脑户

GV

GV 20 百会

枕额肌额腹

颞肌

枕额肌枕腹

枕骨粗隆

胸锁乳突肌

斜方肌

咬肌

GV 21　前 顶　Qiándǐng

[杨甲三取穴技巧] 正中线上，百会前 1.5 寸，前发际直上 3.5 寸。

[解剖] 皮肤→皮下组织→帽状腱膜→腱膜下结缔组织。

[刺灸] 平刺 0.3～0.5 寸，局部沉胀。可灸。

[主治] 癫痫，小儿惊风，头痛，头晕。

[注意事项] 小儿囟门未闭者禁刺。

GV 22　囟 会　Xìnhuì

[杨甲三取穴技巧] 正中线上，前顶前 1.5 寸，前发际直上 2 寸。

[解剖] 皮肤→皮下组织→帽状腱膜→腱膜下结缔组织。

[刺灸] 平刺 0.3～0.5 寸，局部沉胀。可灸。

[主治] 癫痫，小儿惊风，头痛，头晕。

[注意事项] 同前顶。

[提示] 多唾加百会；小儿惊痫加前顶、本神、天柱；头风加百会、前顶；卒暴中风加百会。

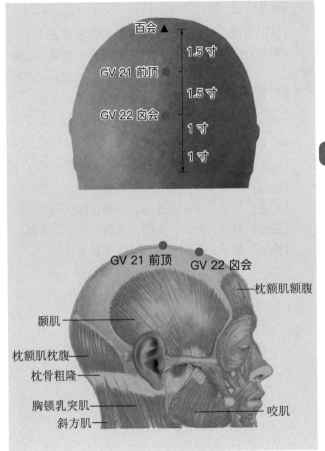

GV 23 上 星 Shàngxīng

[杨甲三取穴技巧] 正中线上，前发际直上 1 寸。

[解剖] 皮肤→皮下组织→帽状腱膜→腱膜下结缔组织。

[刺灸] 平刺 0.3 ~ 0.5 寸，局部沉胀。可灸。

[主治] 头痛，眩晕，鼻衄。

GV 24 神 庭 Shéntíng

[杨甲三取穴技巧] 正中线上，前发际直上 0.5 寸。

[解剖] 皮肤→皮下组织→枕额肌。

[刺灸] 平刺 0.3 ~ 0.5 寸，局部沉胀。可灸。

[主治] 癫痫，惊悸，失眠，头痛，目眩，鼻渊。

[提示] 痫证，中风，角弓反张等加百会。

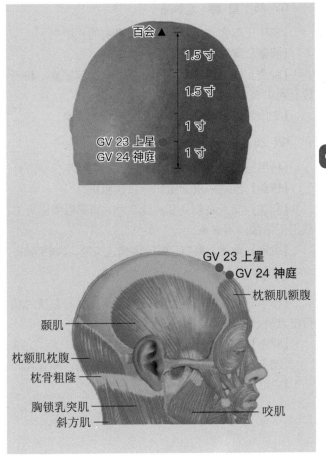

百会▲

1.5寸

1.5寸

1寸

GV 23 上星
GV 24 神庭

1寸

GV

GV 23 上星
GV 24 神庭

枕额肌额腹

颞肌

枕额肌枕腹

枕骨粗隆

胸锁乳突肌

斜方肌

咬肌

353

GV 25　素　髎　Sùliáo

[杨甲三取穴技巧] 在面部，鼻尖的正中央。

[解剖] 皮肤→皮下组织→鼻软骨。

[刺灸] 向上斜刺0.3～0.5寸，局部胀痛；用三棱针点刺挤压出血。不宜灸。

[主治] 惊厥，昏迷，新生儿窒息，鼻塞。

GV 26　水　沟　Shuǐgōu

[杨甲三取穴技巧] 人中沟的上1/3与中1/3交点处。

[解剖] 皮肤→皮下组织→口轮匝肌。

[刺灸] 向上斜刺0.2～0.3寸，局部以痛感为主；或指甲掐按。不宜灸。

[主治] 昏迷，癫痫，挫闪腰痛，惊风，口眼㖞斜。

GV 27　兑　端　Duìduān

[杨甲三取穴技巧] 上唇的中点，皮肤与黏膜的移行交点处。

[解剖] 皮肤→皮下组织→口轮匝肌。

[刺灸] 斜刺0.2～0.3寸，局部胀痛。不宜灸。

[主治] 昏迷，鼻塞。

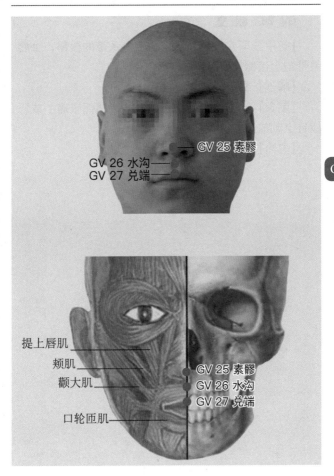

GV 25 素髎

GV 26 水沟
GV 27 兑端

GV

提上唇肌

颊肌

颧大肌

口轮匝肌

GV 25 素髎
GV 26 水沟
GV 27 兑端

GV 28　龈 交　Yínjiāo

[杨甲三取穴技巧] 唇内，上唇系带的根部，上唇系带与上齿龈交点。

[解剖] 黏膜→黏膜下层。

[刺灸] 向上斜刺 0.2～0.3 寸。局部胀痛；或三棱针点刺放血。禁灸。

[主治] 癫狂，癔症，痔。

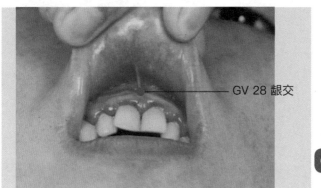

GV 28 龈交

第十五章　任脉经穴

本经共 24 穴，分布在面、颈、胸、腹前正中线上。首穴会阴，末穴承浆。本经腧穴主治精神神经系统、呼吸系统、消化系统、泌尿系统、生殖系统和本经脉所经过部位的疾病。

CV

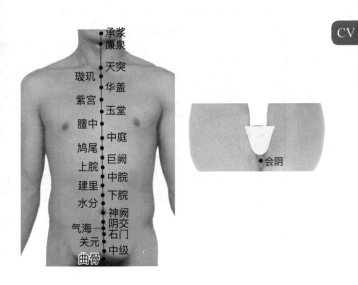

承浆
廉泉
天突
璇玑
华盖
紫宫
玉堂
膻中
中庭
鸠尾
巨阙
上脘
中脘
建里
下脘
水分
神阙
阴交
气海
石门
关元
中极
曲骨

会阴

CV 1　会阴　Huìyīn

[杨甲三取穴技巧] 男性在阴囊根部与肛门连线的中点，女性在大阴唇后联合与肛门连线的中点。

[解剖] 皮肤→皮下组织→会阴中心腱。

[刺灸] 直刺 0.5～1.0 寸，局部胀痛。可灸。

[主治] 阴痒，阴肿，溺水窒息。

[注意事项] 孕妇禁用。

任脉经穴歌诀

CV 任脉二四呈，起于会阴承浆止，
强壮为主次分段，泌尿生殖作用宏，
会阴两阴中间取，曲骨耻骨联合从，
中极关元石门穴，每穴相距一寸均，
气海脐下一寸半，脐下一寸阴交明，
肚脐中央名神阙，脐上诸穴一寸匀，
水分下脘与建里，中脘上脘巨阙行，
鸠尾岐骨下一寸，中庭胸剑联合中，
膻中正在两乳间，玉堂紫宫华盖重，
再上一肋璇玑穴，承浆唇下宛宛中。

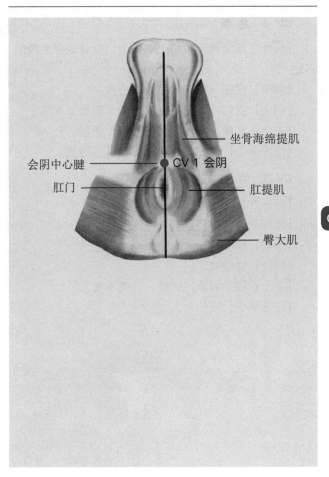

会阴中心腱

坐骨海绵提肌

CV 1 会阴

肛门

肛提肌

臀大肌

CV

CV 2　曲 骨　Qūgǔ

[杨甲三取穴技巧] 前正中线上，耻骨联合上缘凹陷处。

[解剖] 皮肤→皮下组织→腹白线。

[刺灸] 直刺 0.5～1.0 寸，局部酸胀，可灸。

[主治] 遗精，阳痿，月经不调，遗尿。

[注意事项] 孕妇禁针；刺前要排空膀胱。

CV 3　中 极　Zhōngjí

[特异性] 膀胱募穴。

[杨甲三取穴技巧] 前正中线上，肚脐下 4 寸。

[解剖] 同曲骨。

[刺灸] 同曲骨。

[主治] 疝气偏坠，遗精，小便不利。

[注意事项] 同曲骨。

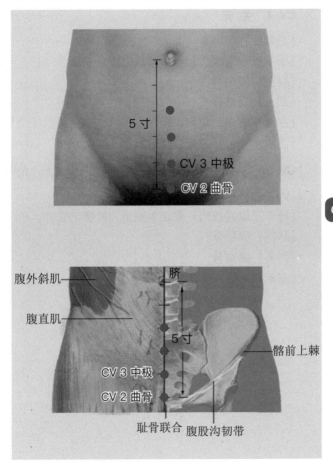

CV

5寸

CV 3 中极

CV 2 曲骨

腹外斜肌

腹直肌

脐

5寸

髂前上棘

CV 3 中极

CV 2 曲骨

耻骨联合　腹股沟韧带

CV 4 关 元 Guānyuán

[特异性] 小肠募穴。

[杨甲三取穴技巧] 前正中线上，肚脐下 3 寸。

[解剖] 同曲骨。

[刺灸] 同曲骨。

[主治] 腹痛，阳痿，闭经，不孕，虚劳。

[注意事项] 同曲骨。

CV 5 石 门 Shímén

[特异性] 三焦募穴。

[杨甲三取穴技巧] 前正中线上，肚脐下 2 寸。

[解剖] 同曲骨。

[刺灸] 同曲骨。

[主治] 闭经，带下。

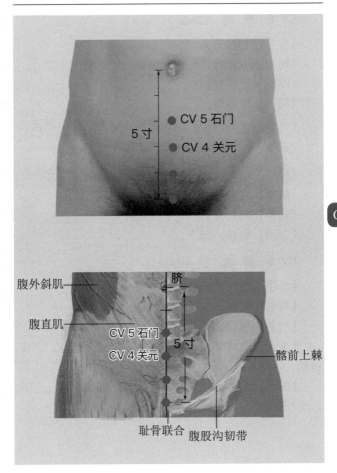

CV

腹外斜肌

腹直肌

脐

CV 5 石门

CV 4 关元

5寸

髂前上棘

耻骨联合 腹股沟韧带

CV 5 石门

CV 4 关元

5寸

CV 6　气 海　Qìhǎi

[特异性] 肓之原。

[杨甲三取穴技巧] 前正中线上，肚脐下 1.5 寸。

[解剖] 同曲骨。

[刺灸] 同曲骨。

[主治] 小腹疾病，妇人疾病，肠胃疾病，虚证。

CV 7　阴 交　Yīnjiāo

[杨甲三取穴技巧] 前正中线上，肚脐下 1 寸。

[解剖] 同曲骨。

[刺灸] 同曲骨。

[主治] 血崩，带下。

CV 8　神 阙　Shénquè

[杨甲三取穴技巧] 肚脐中央。

[解剖] 皮肤→皮下组织→脐纤维环。

[刺灸] 禁针。可灸。

[主治] 虚寒厥逆，腹痛，月经不调，崩漏，遗精，遗尿，不孕。

[提示] 腹虚胀如鼓加公孙；肠鸣而泻加水分、三间；五淋加三阴交。

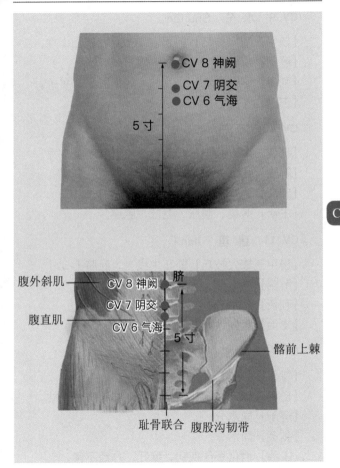

CV

CV 9　水 分　Shuǐfēn

[杨甲三取穴技巧] 前正中线上，肚脐上 1 寸。

[解剖] 皮肤→皮下组织→腹白线。

[刺灸] 直刺 0.5 ~ 1.0 寸，局部酸胀。可灸。

[主治] 水肿，泄泻，腹痛。

CV 10　下 脘　Xiàwǎn

[杨甲三取穴技巧] 前正中线上，肚脐上 2 寸。

[解剖] 同水分。

[刺灸] 同水分。

[主治] 腹痛，腹胀，呕吐，呃逆。

CV 11　建 里　Jiànlǐ

[杨甲三取穴技巧] 前正中线上，肚脐上 3 寸。

[解剖] 同水分。

[刺灸] 同水分。

[主治] 腹痛，呕吐。

CV 12　中 脘　Zhōngwǎn

[特异性] 腑之会穴；胃之募穴。

[杨甲三取穴技巧] 前正中线上，肚脐上 4 寸。

[解剖] 同水分。

[刺灸] 同水分。

[主治] 消化系统疾病，癫狂，月经不调。

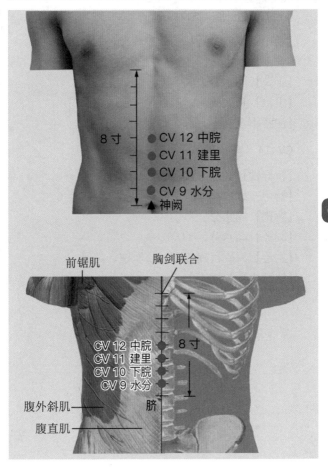

8寸

● CV 12 中脘
● CV 11 建里
● CV 10 下脘
● CV 9 水分
▲ 神阙

CV

前锯肌　　　胸剑联合

CV 12 中脘　　8寸
CV 11 建里
CV 10 下脘
CV 9 水分

腹外斜肌　　　脐
腹直肌

CV 13　上脘　Shàngwǎn

[杨甲三取穴技巧] 前正中线上，肚脐上 5 寸。

[解剖] 同水分。

[刺灸] 同水分。

[主治] 胃脘疼痛，呕吐，呃逆，纳呆。

[注意事项] 不宜深刺，以免损伤内脏。

CV 14　巨阙　Jùquè

[特异性] 心之募穴。

[杨甲三取穴技巧] 前正中线上，肚脐上 6 寸。

[解剖] 同水分。

[刺灸] 同水分。

[主治] 胃脘疼痛，呕吐，呃逆，纳呆。

[注意事项] 同上脘。

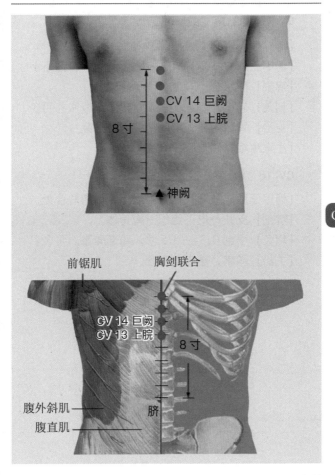

CV 14 巨阙
CV 13 上脘

8寸

▲神阙

CV

前锯肌

胸剑联合

CV 14 巨阙
CV 13 上脘

8寸

腹外斜肌

腹直肌

脐

CV 15　鸠 尾　Jiūwěi

[特异性] 膏之原, 任脉络穴。

[杨甲三取穴技巧] 前正中线上, 剑胸接合部下1寸。

[解剖] 同水分。

[刺灸] 向下斜刺0.5～1寸, 局部酸胀。可灸。

[主治] 胃脘疼痛, 呕吐, 呃逆, 纳呆。

[注意事项] 同上脘。

CV 16　中 庭　Zhōngtíng

[杨甲三取穴技巧] 前正中线上, 剑胸联合处。

[解剖] 皮肤→皮下组织→胸骨体。

[刺灸] 平刺0.3～0.5寸, 局部酸胀。可灸。

[主治] 胸满, 噎嗝, 呕吐。

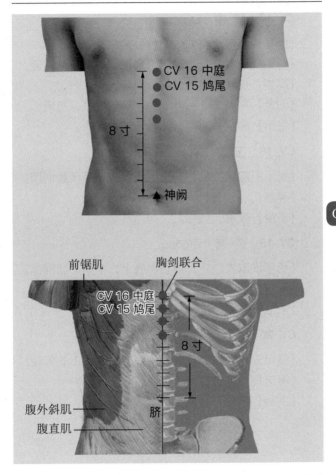

CV

CV 17　膻 中　Dànzhōng

[特异性] 气之会穴；心包募穴。

[杨甲三取穴技巧] 前正中线上，平第 4 肋间隙。

[解剖] 皮肤→皮下组织→胸骨。

[刺灸] 平刺 0.3～0.5 寸，局部酸胀。可灸。

[主治] 胸闷，心悸，咳喘，产妇乳少。

CV 18　玉 堂　Yùtáng

[杨甲三取穴技巧] 前正中线上，平第 3 肋间隙。

[解剖]、[刺灸] 同膻中。

[主治] 咳嗽，气短。

CV 19　紫 宫　Zǐgōng

[杨甲三取穴技巧] 前正中线上，平第 2 肋间隙。

[解剖]、[刺灸] 同膻中。

[主治] 咳喘，心悸。

CV 20　华 盖　Huágài

[杨甲三取穴技巧] 前正中线上，平第 1 肋间隙。

[解剖]、[刺灸] 同膻中。

[主治] 咳喘，胸痛。

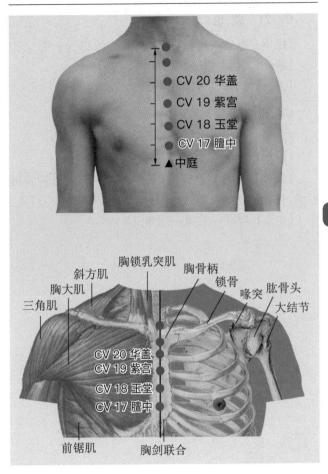

CV

CV 20 华盖
CV 19 紫宫
CV 18 玉堂
CV 17 膻中
▲中庭

斜方肌
胸锁乳突肌
胸骨柄
锁骨
喙突
肱骨头
大结节
胸大肌
三角肌

CV 20 华盖
CV 19 紫宫
CV 18 玉堂
CV 17 膻中

前锯肌
胸剑联合

CV 21　璇 玑　Xuánjī

[杨甲三取穴技巧] 前正中线上，天突下1寸。

[解剖]、[刺灸] 同膻中。

[主治] 胸痛，咽痛。

CV 22　天 突　Tiāntū

[杨甲三取穴技巧] 前正中线上，胸骨上窝中。

[解剖] 皮肤→皮下组织→气管前间隙。

[刺灸] 先直刺进针0.2～0.3寸，然后沿胸骨柄后缘、气管前缘缓慢刺入0.5～1.0寸，局部酸胀。可灸。

[主治] 哮喘，咳嗽，咽痛。

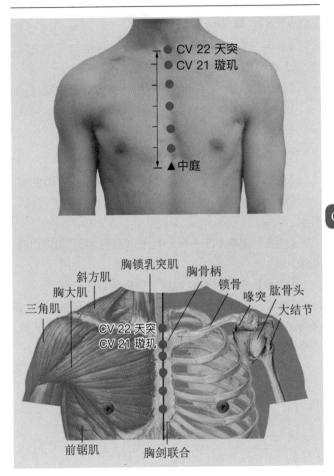

CV

CV 23　廉 泉　Liánquán

[杨甲三取穴技巧] 前正中线上，喉结与下颌之间，舌骨上缘凹陷中。

[解剖] 皮肤→皮下组织→甲状腺舌骨正中韧带。

[刺灸] 直刺0.5～0.8寸，局部酸胀，不留针。可灸。

[主治] 舌肿痛，舌强不语，口舌生疮。

CV 24　承 浆　Chéngjiāng

[杨甲三取穴技巧]前正中线上，颏唇沟的正中凹陷。

[解剖] 皮肤→皮下组织→口轮匝肌→降下唇肌→颏肌。

[刺灸] 斜刺0.3～0.5寸，局部酸胀，可扩散至口唇。可灸。

[主治] 中风昏迷，癫痫，口眼㖞斜，流涎。

[提示] 衄血不止加委中；脐风加颊车；新生儿不吃奶多啼加颊车；小便失禁加阴陵泉、委中、太冲、膀胱俞、大敦；消渴加太溪、支正、阳池、照海、肾俞、小肠俞。

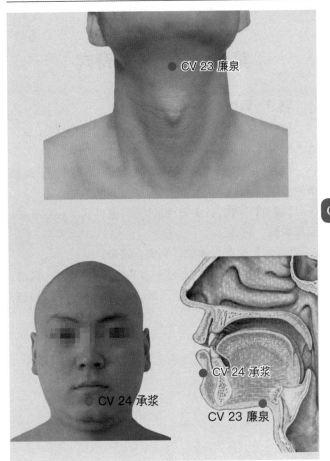

CV 23 廉泉

CV

CV 24 承浆

CV 24 承浆

CV 23 廉泉

第十六章　经外奇穴

EX 1　四神聪 Sìshéncōng

[杨甲三取穴技巧] 在头部，百会穴前、后、左、右各旁开1寸，共4穴。

[解剖] 皮肤→皮下组织→帽状腱膜→腱膜下疏松结缔组织。

[刺灸] 平刺，针尖向百会方向；进针0.5～0.8寸，局部酸胀。可灸。

[主治] 失眠，癫痫，头痛，眩晕。

[提示]失眠加神门、三阴交；头痛头晕加太冲、风池；半身不遂加曲池、合谷、足三里；神经衰弱加百会、神庭、神门。

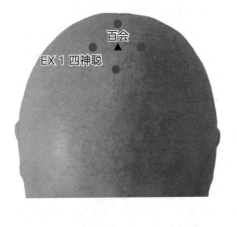

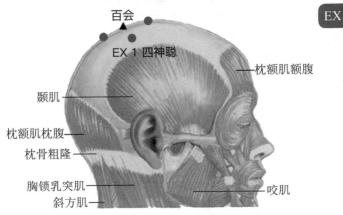

EX 2　印 堂　Yìntáng

[杨甲三取穴技巧] 两眉毛内侧端中间凹陷。

[解剖] 皮肤→皮下组织→降眉间肌→皱眉肌。

[刺灸] 提捏进针，向下平刺0.3～0.5寸，局部胀痛。可灸。

[主治] 失眠，癫痫，鼻衄。

EX 3　鱼 腰　Yúyāo

[杨甲三取穴技巧] 瞳孔直上，眉毛中。

[解剖] 皮肤→皮下组织→眼轮匝肌。

[刺灸] 向左右平刺0.5～1.0寸，局部胀痛。不宜灸。

[主治] 眼睑下垂等，三叉神经痛。

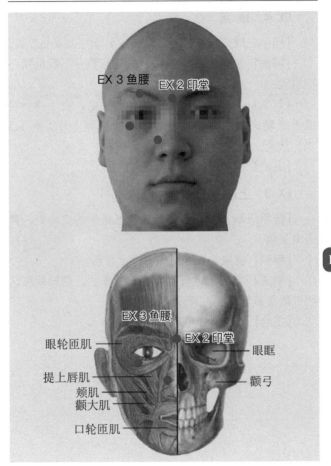

EX

眼轮匝肌

提上唇肌

颊肌

颧大肌

口轮匝肌

EX 3 鱼腰

EX 2 印堂

眼眶

颧弓

EX 4　球后　Qiúhòu

[杨甲三取穴技巧] 眶下缘外 1/4 与内 3/4 交界处。

[解剖]　皮肤→皮下组织→眼轮匝肌→下睑板肌→下斜肌。

[刺灸]　医者左手向上推动眼球固定，右手持针沿眶下缘略向内上方朝视神经方向缓慢刺入 0.5 ~ 1.5 寸。禁灸。

[主治] 视神经炎，青光眼，近视。

EX 5　上迎香　Shàngyíngxiāng

[杨甲三取穴技巧] 鼻翼软骨与鼻甲的交界处，鼻唇沟上端。

[解剖]　皮肤→皮下组织→提上唇肌。

[刺灸]　向内上方斜刺 0.5 ~ 0.8 寸，局部酸胀，可扩散至鼻额部。可灸。

[主治] 鼻炎。

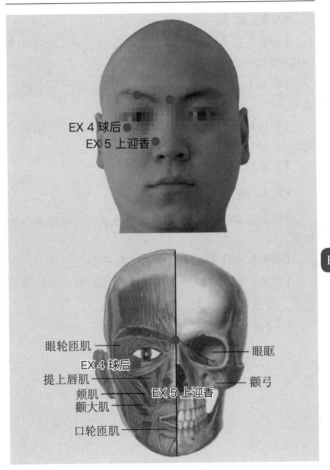

EX 4 球后
EX 5 上迎香

眼轮匝肌
EX 4 球后
提上唇肌
颊肌   EX 5 上迎香
颧大肌
口轮匝肌

眼眶
颧弓

EX

EX 6　太 阳　Tàiyáng

[杨甲三取穴技巧] 眉梢与目外眦之间，向后约一横指的凹陷中。

[解剖] 皮肤→皮下组织→眼轮匝肌→颞筋膜→颞肌。

[刺灸] 斜刺 0.3 ~ 0.5 寸，局部酸胀；三棱针点刺出血。可灸。

[主治] 失眠，头痛，眩晕。

EX 7　牵 正　Qiānzhèng

[杨甲三取穴技巧] 耳垂前方 0.5 寸，与耳垂中点相平。

[解剖] 皮肤→皮下组织→腮腺→咬肌。

[刺灸] 直刺 0.5 ~ 1.0 寸，局部酸胀，可扩散至面颊。可灸。

[主治] 口眼㖞斜。

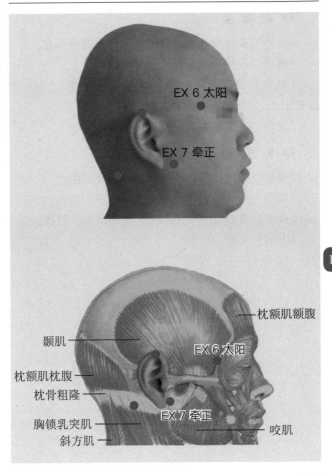

EX

387

EX 8　耳 尖　Ěrjiān

[杨甲三取穴技巧] 折耳向前，耳郭的最高点。

[解剖] 皮肤→皮下组织→耳郭软骨。

[刺灸] 直刺 0.1～0.2 寸，局部疼痛；三棱针点刺出血。可灸。

[主治] 急性结膜炎，发热，咽痛。

EX 9　安 眠　Ānmián

[杨甲三取穴技巧] 翳风和风池连线的中点。

[解剖] 皮肤→皮下组织→预阔肌→头夹肌。

[刺灸] 直刺 0.5～1.0 寸，局部酸胀。可灸。

[主治] 失眠。

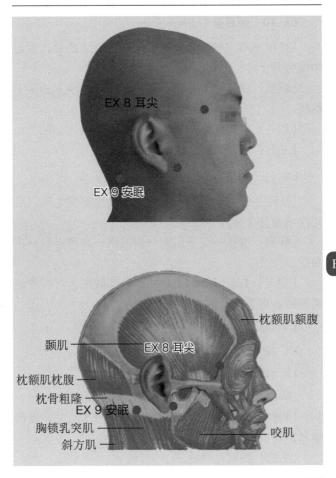

EX 8 耳尖

EX 9 安眠

枕额肌额腹

颞肌

EX 8 耳尖

枕额肌枕腹

枕骨粗隆

EX 9 安眠

胸锁乳突肌

斜方肌

咬肌

EX

EX 10   颈百劳   Jǐngbǎiláo

[杨甲三取穴技巧] 第7颈椎棘突直上2寸，后正中线旁开1寸。

[解剖] 皮肤→皮下组织→斜方肌→头颈夹肌→头半棘肌。

[刺灸] 直刺0.5～1.0寸，局部酸胀。可灸。

[主治] 哮喘，肺结核，颈椎病。

EX 11   血压点   Xuèyādiǎn

[杨甲三取穴技巧] 平第6～7颈椎棘突之间，后正中线旁开2寸。

[解剖] 皮肤→皮下组织→斜方肌→肩胛提肌→头夹肌。

[刺灸] 直刺0.5～1.0寸，局部酸胀，可扩散到肩胛部。可灸。

[主治] 高血压，低血压，颈椎病，落枕。

EX 12   定喘   Dìngchuǎn

[杨甲三取穴技巧] 大椎旁开0.5寸。

[解剖] 皮肤→皮下组织→斜方肌→菱形肌。

[刺灸] 直刺或针尖向内斜刺0.5～1.0寸，局部酸胀。可灸。

[主治] 咳嗽，哮喘。

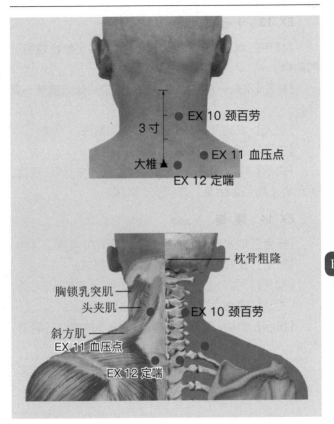

EX

[提示] 哮喘加内关、大椎、丰隆；百日咳加天突、大椎、丰隆；支气管炎加风门、肺俞、合谷。

EX 13 **十七椎** Shíqīzhuī

[杨甲三取穴技巧] 后正中线上，第5腰椎棘突下凹陷中。

[解剖] 皮肤→皮下组织→棘上韧带→棘间韧带→黄韧带。

[刺灸] 直刺0.5～1.0寸，局部酸胀。可灸。

[主治] 腰骶痛，腿痛，遗尿。

[提示] 转胞加玉泉；下肢瘫痪加腰部夹脊穴、秩边、关元俞；痛经加中极、三阴交、太溪。

EX 14 **腰 奇** Yāoqí

[杨甲三取穴技巧] 在骶部，当尾骨尖端直上2寸。

[解剖] 皮肤→皮下组织→骶尾后韧带。

[刺灸] 针尖向上平刺1.0～2.0寸，局部酸胀。可灸。

[主治] 腰痛，尿频，虚劳，妇科疾病。

[提示] 癫痫，失眠，头痛，便秘等加中极、三阴交、太溪。

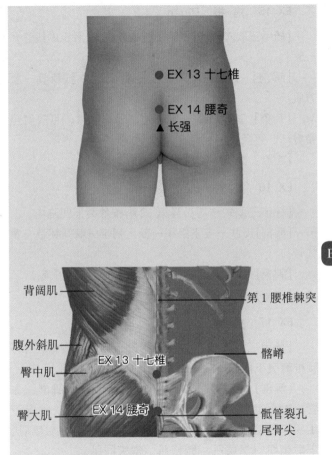

EX

背阔肌

腹外斜肌

臀中肌

臀大肌

EX 13 十七椎

EX 14 腰奇

第 1 腰椎棘突

髂嵴

骶管裂孔

尾骨尖

EX 13 十七椎

EX 14 腰奇

长强

EX 15　痞　根　Pǐgēn

[杨甲三取穴技巧]平第1腰椎棘突下,后正中线旁开3.5寸。

[解剖]　皮肤→皮下组织→背阔肌→骶棘肌→腰方肌。

[刺灸]　直刺0.5～1.0寸,局部酸胀,可放射至腰臀部。可灸。

[主治]　肝脾大,腰肌劳损。

EX 16　接　脊　Jiējǐ

[杨甲三取穴技巧]　当第12胸椎棘突下凹陷中。

[解剖]皮肤→皮下组织→棘上韧带→棘间韧带→黄韧带。

[刺灸]　斜刺0.5～1.0寸,局部酸胀。可灸。

[主治]　腹痛,脱肛,癫痫。

EX 17　夹　脊　Jiájǐ

[杨甲三取穴技巧]　在背腰部,当第1胸椎至第5腰椎棘突下两侧,后正中线旁开0.5寸,一侧17穴。

[解剖]　因各穴位位置不同,所涉及的肌肉、血管、神经也不尽相同。一般的结构为：皮肤→皮下组织→浅层肌：斜方肌,背阔肌,鞭形肌,上后锯肌,下后锯肌→深层肌：骶棘肌、横突间肌。

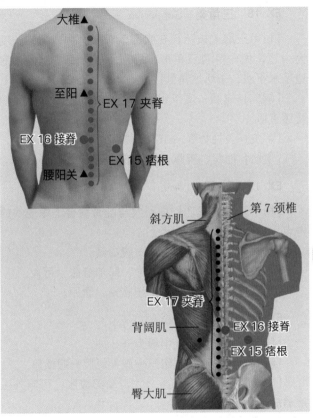

[刺灸] 直刺 0.3 ~ 0.5 寸；或梅花针叩刺。可灸。

[主治] 腰背痛，上、下肢疼痛麻木。

EX 18 三角灸 Sānjiǎojiǔ

[杨甲三取穴技巧] 在腹部，以患者两口角的长度为一边，做一等边三角形，将顶角置于患者脐心，底边呈水平线，于两底角处。

[解剖] 皮肤→皮下组织→腹部深筋膜→腹直肌鞘及腹直肌。

[刺灸] 灸炷灸 5 ~ 10 壮，艾条灸 20 ~ 30 分钟。

[主治] 疝气，奔豚，绕脐痛。

EX 19 利尿 Lìniào

[杨甲三取穴技巧] 神阙穴与耻骨联合上缘连线的中点。

[解剖] 皮肤→皮下组织→腹白线。

[刺灸] 直刺 0.5 ~ 1.0 寸，局部麻胀。可灸。

[主治] 尿潴留，泌尿系统感染，遗尿。

EX 20 子宫 Zǐgōng

[杨甲三取穴技巧] 中极旁开 3 寸。

[解剖] 皮肤→皮下组织→腹外斜肌→腹横肌。

[刺灸] 直刺 0.8 ~ 1.2 寸，局部酸胀，可向外生殖器放散。可灸。

[主治] 月经不调，崩漏，不孕症。

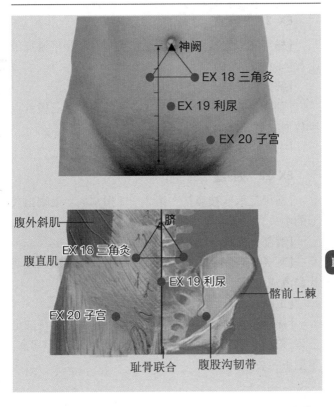

EX

[提示]功能性子宫出血加三阴交、隐白、关元、气海；子宫脱垂加足三里；慢性盆腔炎加关元、血海、阴陵泉；白带过多加中极、阴陵泉。

EX 21　十　宣　Shíxuān

[杨甲三取穴技巧] 在手十指尖端，距指甲游离缘 0.1 寸，左右共 10 穴。

[解剖] 皮肤→皮下组织。

[刺灸] 直刺 0.1 ~ 0.2 寸，局部胀痛；三棱针点刺放血。可灸。

[主治] 昏迷，急性扁桃体炎，高血压。

EX 22　四　缝　Sìfèng

[杨甲三取穴技巧] 在第 2 ~ 5 指掌侧，近端指关节的中央，一侧 4 穴，左右共 8 穴。

[解剖] 皮肤→皮下组织→指深层肌腱。

[刺灸] 点刺 0.1 ~ 0.2 寸，挤出少量黄白色透明状黏液或出血，局部胀痛。不宜灸。

[主治] 疳积，小儿消化不良。

[提示] 百日咳加内关、合谷；小儿消化不良加足三里；疳积（脾胃虚弱型）加中脘、章门、脾俞、胃俞、足三里、公孙。

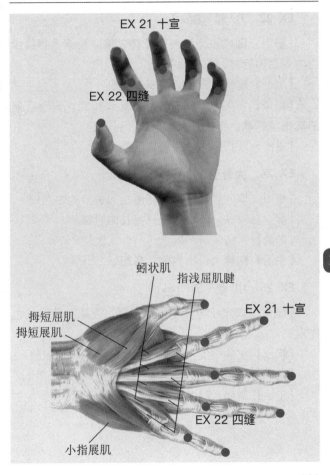

EX 21 十宣

EX 22 四缝

蚓状肌

指浅屈肌腱

拇短屈肌
拇短展肌

EX 21 十宣

EX 22 四缝

小指展肌

EX

EX 23　八　邪　Bāxié

[杨甲三取穴技巧] 在手背侧，第1至第5指蹼缘后方赤白肉际处，左右共8穴。

[解剖] 皮肤→皮下组织→骨间肌。

[刺灸] 斜刺0.5～0.8寸，局部胀痛，有时有麻感向指端扩散。三棱针点刺出血。可灸。

[主治] 手指麻木，头痛，咽痛。

EX 24　大骨空　Dàgǔkōng

[杨甲三取穴技巧] 拇指背侧指间关节的中点处。

[解剖] 皮肤→皮下组织→拇长伸肌腱。

[刺灸] 可灸。

[主治] 结膜炎，白内障，鼻衄。

EX 25　中　魁　Zhōngkuí

[杨甲三取穴技巧] 手中指背侧，近端指节横纹之中点。

[解剖] 皮肤→皮下组织→指背腱膜→伸指肌腱。

[刺灸] 可灸。

[主治] 胃痛，呕吐，呃逆。

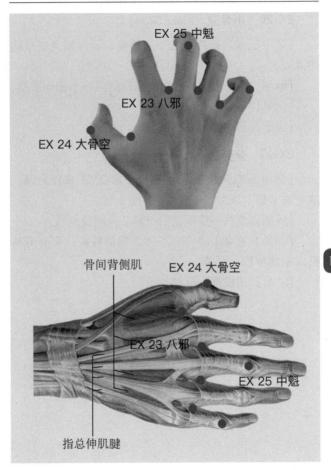

EX 25 中魁

EX 23 八邪

EX 24 大骨空

骨间背侧肌

EX 24 大骨空

EX 23 八邪

EX 25 中魁

指总伸肌腱

EX

EX 26　小骨空　Xiǎogǔkōng

[杨甲三取穴技巧] 在小指背侧，近侧指间关节的中点处。

[解剖] 皮肤→皮下组织→指背腱膜→小指伸肌腱。

[刺灸] 可灸。

[主治] 目痛，咽痛。

EX 27　外劳宫　Wàiláogōng

[杨甲三取穴技巧] 手背侧，第 2、3 掌骨之间，掌指关节后 0.5 寸。

[解剖] 皮肤→皮下组织→第 2 骨间背侧肌。

[刺灸] 直刺 0.3～0.5 寸，局部酸胀，可有麻电感向指端放散。可灸。

[主治] 颈椎病，落枕。

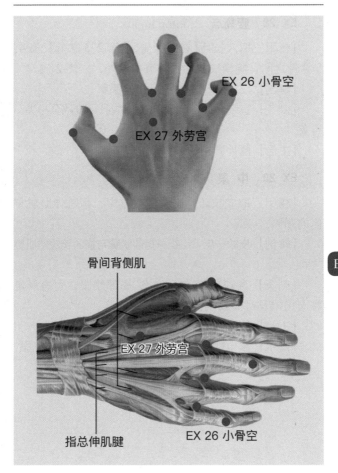

EX 26 小骨空

EX 27 外劳宫

骨间背侧肌

EX 27 外劳宫

指总伸肌腱

EX 26 小骨空

EX

EX 28　**腰痛点**　Yāotòngdiǎn

[杨甲三取穴技巧] 在手背侧,当第 2、3 掌骨及第 4、5 掌骨之间,腕横纹与掌指关节中点处,一侧 2 穴。

[解剖] 皮肤→皮下组织→指伸肌腱。

[刺灸] 直刺 0.3 ~ 0.5 寸,局部酸胀可放散至指尖。可灸。

[主治] 急性腰扭伤。

EX 29　**中　泉**　Zhōngquán

[杨甲三取穴技巧] 腕背侧横纹中,指总伸肌腱桡侧的凹陷。

[解剖] 皮肤→皮下组织→指伸肌腱与桡侧腕短伸肌腱之间。

[刺灸] 直刺 0.3 ~ 0.5 寸,局部酸胀,可有麻电感向指端及肘部放散。可灸。

[主治] 胸胁胀满,胃脘痛,咳喘。

[提示] 掌中热,腕关节炎加内关、合谷、足三里。

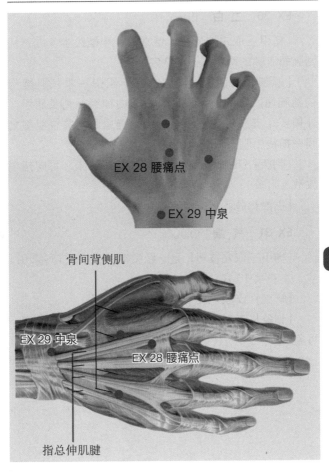

骨间背侧肌

EX 29 中泉　　　EX 28 腰痛点

EX 28 腰痛点

EX 29 中泉

指总伸肌腱

405

EX 30　二 白　Èrbái

[杨甲三取穴技巧] 前臂掌侧，腕横纹上 4 寸，桡侧腕屈肌腱的两侧，一侧 2 穴。

[解剖] 内侧穴：皮肤→皮下组织→掌长肌腱与桡侧腕屈肌之间→指浅屈肌→正中神经→拇长屈肌。外侧穴：皮肤→皮下组织→桡侧腕屈肌与肱桡肌腱之间→指浅屈肌→拇长屈肌。

[刺灸] 直刺 0.5～0.8 寸，局部酸胀，可向指端放散。可灸。

[主治] 脱肛，痔。

EX 31　气 端　Qìduān

[杨甲三取穴技巧] 足十趾尖端，距趾甲游离缘 0.1 寸，左右共 10 穴。

[解剖] 皮肤→皮下组织。

[刺灸] 直刺 0.1～0.2 寸，或点刺出血，局部胀痛。可灸。

[主治] 足趾麻木，昏迷，休克。

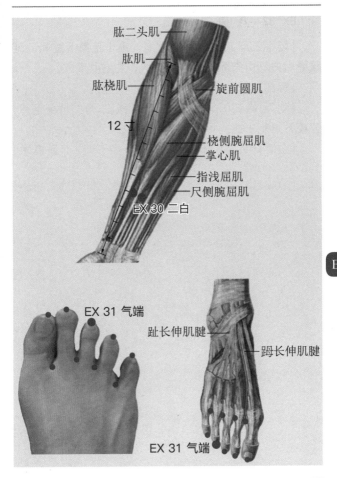

肱二头肌

肱肌

肱桡肌

旋前圆肌

12 寸

桡侧腕屈肌

掌心肌

指浅屈肌

尺侧腕屈肌

EX 30 二白

EX

EX 31 气端

趾长伸肌腱

踇长伸肌腱

EX 31 气端

EX 32　八 风　Bāfēng

[杨甲三取穴技巧] 足背侧，第 1 至第 5 趾间，趾蹼缘后方赤白肉际处，一侧 4 穴，左右共 8 穴。

[解剖] 皮肤→皮下组织→趾伸肌腱。

[刺灸] 斜刺 0.5～0.8 寸，局部酸胀，可扩散至足背；三棱针点刺出血。可灸。

[主治] 头痛，牙痛，胃痛，月经不调，足趾麻木。

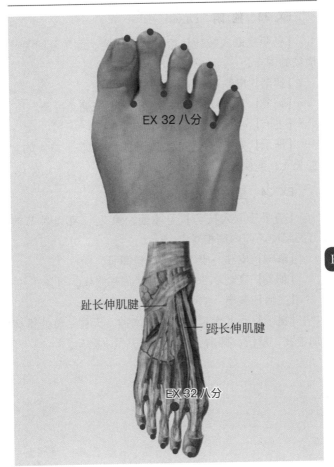

EX 32 八分

趾长伸肌腱

跨长伸肌腱

EX 32 八分

EX

EX 33　独　阴　Dúyīn

[杨甲三取穴技巧] 第2趾的跖侧，远端趾间关节横纹的中点。

[解剖] 皮肤→皮下组织→趾屈肌腱。

[刺灸] 直刺0.1～0.2寸，局部胀痛。可灸。

[主治] 心绞痛，月经不调。

[提示] 妇人难产加合谷、三阴交；脐下结块如盆加关元、间使、太冲、太溪、三阴交。

EX 34　里内庭　Lǐnèitíng

[杨甲三取穴技巧] 足掌面，第2、3跖趾关节前方凹陷中，与内庭相对应。

[解剖] 皮肤→皮下组织→骨间肌。

[刺灸] 直刺0.3～0.5寸，局部胀痛。可灸。

[主治] 癫痫，惊风，胃痛，足趾麻木。

[提示] 小儿惊风加前顶、本神、天柱；急性胃病加中脘、章门、脾俞、胃俞、足三里、公孙。

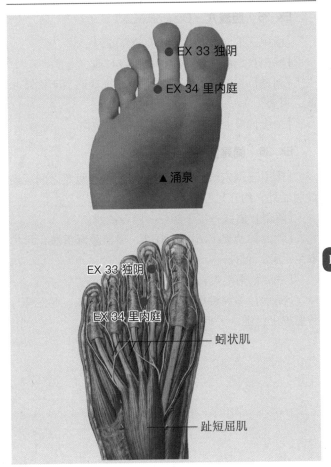

EX 33 独阴

EX 34 里内庭

▲ 涌泉

EX

EX 33 独阴

EX 34 里内庭

蚓状肌

趾短屈肌

EX 35 胆囊穴 Dǎnnángxué

[杨甲三取穴技巧] 阳陵泉直下 2 寸。

[解剖] 皮肤→皮下组织→腓骨长肌。

[刺灸] 直刺 1.0 ~ 1.5 寸，局部酸胀，可向下扩散。可灸。

[主治] 慢性胆囊炎，胆石症，胆绞痛。

EX 36 阑尾穴 Lánwěixué

[杨甲三取穴技巧] 足三里与上巨虚两穴之间压痛最明显处，约在足三里穴下 2 寸。

[解剖] 皮肤→皮下组织→胫骨前肌。

[刺灸] 直刺 0.5 ~ 1.0 寸，局部酸麻重胀，可扩散至足背。可灸。

[主治] 阑尾炎，胃炎，消化不良。

[提示] 单纯性阑尾炎加右下部阿是穴、足三里；肠痈加上巨虚、天枢、地机。

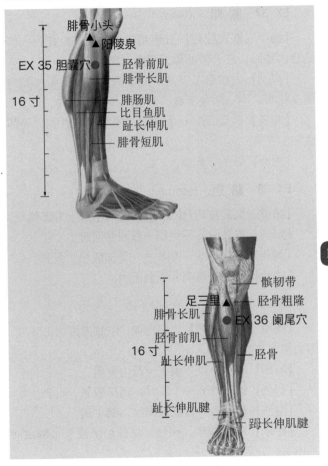

腓骨小头

▲阳陵泉

EX 35 胆囊穴 ● —— 胫骨前肌

—— 腓骨长肌

—— 腓肠肌

—— 比目鱼肌

—— 趾长伸肌

—— 腓骨短肌

16寸

髌韧带

足三里▲ —— 胫骨粗隆

腓骨长肌 —— ● EX 36 阑尾穴

胫骨前肌 ——

16寸

趾长伸肌 —— —— 胫骨

趾长伸肌腱 ——

—— 拇长伸肌腱

EX

EX 37　膝眼　Xīyǎn

[杨甲三取穴技巧]　在髌韧带两侧凹陷处，在内侧的称内膝眼，在外侧的称外膝眼（即犊鼻）。

[解剖]　内膝眼：皮肤→皮下组织→髌韧带与髌内侧支持带之间→膝关节囊。外膝眼参看犊鼻穴。

[刺灸]　斜刺 0.5～1.0 寸，或两膝眼对刺，局部酸胀。可灸。

[主治]　膝关节疼痛。

EX 38　鹤顶　Hèdǐng

[杨甲三取穴技巧]膝上部,髌底的中点上方凹陷处。

[解剖]　皮肤→皮下组织→股四头肌腱。

[刺灸]　直刺 0.5～0.8 寸，局部酸胀。可灸。

[主治]　膝关节疼痛，下肢无力。

EX 39　百虫窝　Bǎichóngwō

[杨甲三取穴技巧]　大腿内侧，髌底内侧端上 3 寸，即血海上 1 寸。

[解剖]　皮肤→皮下组织→股内侧肌。

[刺灸]　直刺 0.8～1.2 寸，局部酸胀。可灸。

[主治]　荨麻疹，皮肤瘙痒症，蛔虫病。

[提示]　皮肤瘙痒，风疹，湿疹加阴陵泉；蛔虫病加内关、丘墟。

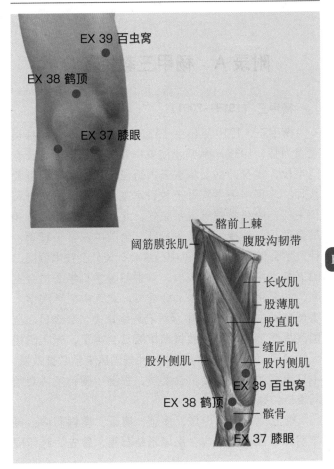

EX 39 百虫窝

EX 38 鹤顶

EX 37 膝眼

髂前上棘

阔筋膜张肌

腹股沟韧带

长收肌

股薄肌

股直肌

缝匠肌

股外侧肌

股内侧肌

EX 39 百虫窝

EX 38 鹤顶

髌骨

EX 37 膝眼

EX

附录 A　杨甲三教授简介

杨甲三 (1919—2001)

　　杨甲三，1919 年出生于江苏武进县，1932 年拜吴秉森为师，1935 年从师承淡安毕业于无锡中国针灸专门学校，复受师岳父华庆云，历任南京中民学校针灸教师、北京中医学院针灸教研室主任、附属医院针灸科主任、中医学院针推系主任，北京中医学院院务委员会委员、教授，博士生导师，全国中医学会理事，针灸学会常务委员，北京中医学会针灸分会技术顾问。国家科委中医专业组成员，卫生部医学科学委员会主席，中医研究院学术委员会委员，北京中医学院学术委员会副主任委员，《中级医刊》编审委员会委员，全国高等医药院校针灸教材编审委员会委员，光明函授大学顾问，健康刊授学院顾问，仲景国医大学名誉教授，中日友好医院专家委员会委员，香港中国针灸协会顾问委员会顾问。

　　杨老擅长治疗中风、痿证、痹证、震颤麻痹、更年期综合征、糖尿病、泌尿系结石等，曾先后赴印度尼西亚、斯里兰卡、朝鲜、罗马尼亚、菲律宾、法国为外国元首和领导人诊疗疾病。还多次被日本、法国、西班牙等国家邀请作学术讲座及交流。主编的科教片电影《针灸取穴法》获卫生部乙级科技成果奖。《毫针单手进针法》一文被评为北京中医学院优秀论文。主要论著有《十四经、奇经八脉经络挂图》、《针灸临床取穴图解》、《杨甲三取穴经验》（1982年易名《针灸取穴法》，外文出版社译成英文、西班牙文对外出版发行）、《腧穴学》、《袖珍取穴图片解》。杨老自1958年开始参加卫生部外事局举办的苏联针灸班教学后，多次参加各种外事教学，学生遍及世界各地。几十年来，杨老培养硕士生6名，博士生15名，为中医针灸事业培养了一批出色的接班人。

杨老独创的毫针单手进针法，将传统的"刺手"与"押手"归于一手，根据进针部位、针具长短及治疗需要分为空压式、角度压式、捻压式、连续压式。他的取穴配伍，在继承前贤经验的基础上多有发挥，有较强的规律性、实用性，仅以原穴的应用配伍为例，就有脏腑原穴相配、原输相配、原络相配、原合相配等多种方法。他结合解剖学知识，提出"三边、三间"取穴法，具有取穴准，针感强，针刺安全可靠的特点，一直有效地应用于临床教学中，影响广泛。

附录B 杨甲三教授针灸临床经验

一、杨甲三取穴经验

根据古代记载，临床取穴需要有纵横两个方面的坐标定位。纵向定位通常是根据骨度分寸定位，但还需横向定位方法，纵横相交才能准确定位。杨甲三教授将横向定位规律概括为"三边"、"三间"。"三边"是指骨边、筋边、肉边；"三间"是指骨间、筋间、肉间以及筋骨间、筋肉间等。这种方法简单易用，疗效可靠。根据这一规律，结合西医解剖知识和自己多年的临床经验，逐经进行了腧穴定位分析，形成了独特的取穴经验。各经取穴要点如下所述。

1. 肺经 主要应掌握肱二头肌的桡侧缘，肱二头肌肌腱的桡侧缘，腕横纹，以及掌指关节后方等解剖标志。

2. 大肠经 主要掌握第2掌指关节前后，掌骨间，筋骨间，屈肘纹头，胸锁乳突肌与喉结等解剖标志。

3. 胃经 主要掌握对瞳孔的直线，口角，下颌角，鬓角，颧弓，胸锁乳突肌，喉结，肋间隙，髂前上棘，髌骨外上缘，外膝眼，胫骨前嵴，外踝高点，第 2 跖趾关节等解剖标志。

4. **脾经**　主要掌握第 1 跖趾关节前后，胫骨内侧后缘，股内侧肌等解剖标志。

5. **心经**　主要掌握指甲根，掌指关节，尺侧腕屈肌腱，肘横纹，肱二头肌尺侧缘等解剖标志。

6. **小肠经**　主要掌握指甲根，第 5 掌指关节前后，三角骨前后，尺骨掌侧缘，肩胛冈中点和两端，喉结，胸锁乳突肌，下颌角等解剖标志。

7. **膀胱经**　主要掌握目内眦，眉头，发际，脊椎棘突，臀横纹，大腿后面正中线，横纹，腓肠肌，外踝，跖趾关节等解剖标志。

8. **肾经**　主要掌握足底，内踝，跟腱，半腱肌，半膜肌腱，肚脐，肋骨等解剖标志。

9. **心包经**　主要掌握乳头，肱二头肌，掌长肌腱与桡侧腕屈肌腱，掌指关节，中指端等解剖标志。

10. **三焦经**　主要掌握第 4、5 掌指关节，指总伸肌腱，尺骨，桡骨，尺骨鹰嘴，肩峰，下颌角，胸锁乳突肌，耳郭等解剖标志。

11. **胆经**　主要掌握目外眦，耳郭，乳突，颧弓，发际，肋骨，乳头，肚脐，股骨大转子，髂前上棘，大腿外侧面正中线，腓骨，外踝，跖趾关节等解剖标志。

12. **肝经** 主要掌握第1跖趾关节，内踝，胫骨内侧面，屈膝横纹头，乳头，肋骨等解剖标志。

13. **督脉** 主要掌握尾骶骨，脊椎棘突，发际，人中沟，髂嵴，肩胛骨下角，肩胛冈等解剖标志。

14. **任脉** 主要掌握耻骨联合，肚脐，胸剑联合，胸骨上窝，喉结，颏唇沟等解剖标志。熟悉这些解剖标志，根据"三边"、"三间"的规律，结合纵向的骨度分寸，就可以准确取穴。遵循按"三间""三边"规律取穴，有"二易二少"的特点。

二易：首先是易得气。针刺中穴，其气运行如在巷道中畅行无阻碍，但刺中肌肉关节，针下涩滞而紧，全无宽松舒适之感，则会疼痛不舒。针感得气与否，直接关系到针刺治疗的效果，按照这样的规律所取的穴位，对获得适宜的针感及得气是很有帮助的。其次为易于祛邪。腧穴所处之孔窍、缝隙，因此处肌肉薄弱，最易受邪侵袭。将腧穴定于此处，刺激穴位，调整经气，而使邪气由此而祛。

二少：首先是组织损伤少。在"三边"、"三间"部位定穴，穴下组织相对疏松，空隙较大，既便于施行各种手法操作，又不容易在运针操作时损伤组织而引起疼痛。其次，由于造成的组织损伤少，则针后的后遗不适感也就相应减少。

二、杨甲三针刺手法经验

1. 单手进针　杨甲三教授在临床与教学实践中，总结形成了独特的进针方法。杨甲三有感于传统的双手进针法遵循了古人经验的一种可行方法，但也存在着速度慢、费时费力等不足，因此创制一种既具有"刺手"、"压手"双重作用，又简便易行的进针法。具体如下所述。

以右手持针为例，以拇指、示指捏持针柄（使用长针时捏持针身），无名指、小指夹持针身，中指充当"弹努爪切"之功，形成了独特的毫针单手进针方法，而左手完全被解放出来，可以持多枚针备用。其进针方式有 4 种：悬空下压式（简称空压式）、角度转变下压式（简称角度压式）、捻转下压式（简称捻压式）、连续压式。这四式进针法可根据腧穴所在部位的不同、临床补泻的操作需要等任意选用，每一式又都形成了操作规范，其特点是准确少痛、轻巧快速、规范实用。这种灵巧地运用手指分工、指力腕力、距离、角度的多要素有机融合的进针方式，适用于人体各部穴位，也适用于任何长度的毫针。

空压式主要适用于皮部不需得气时，可用于人体大部分穴位及各种长度的毫针进针。四肢、腹部肌肉丰厚或平坦处的穴位需直刺或深刺时多用之。角度压式主要适用于皮部需得气时，可用于全身所有穴位的进针，腹部诸穴尤宜之，一般使用1寸至1寸半长度的毫针行直刺。捻压式适用于皮部需得气及捻转补泻时，右捻进针为泻法，左捻进针为补法。

连续压式多用于头皮部皮肉非常浅薄的部位，及需沿皮刺、皮内刺的各种病症。

2. **注重补泻** 针刺补泻为历代医家所重视。杨甲三遍习各派，删繁就简，形成了自己的针刺补泻风格。根据《标幽赋》说："动退空歇，迎守右而泻凉；推内进搓，随济左而补暖"，将补泻方法及刺激轻重精辟地总结为"搓紧固定加震动，推内搓左随补功；动退搓右迎提泻，刺激妙在强弱中"。意即在得气的基础上，拇指向前出，针左转搓紧，以慎守经气而后推内为补法。进针在得气的基础上，拇指向后，针右转搓紧，以慎守经气，而后震动为泻法。

杨甲三还特别强调针刺过程中"神"和"功力"的运用，在针刺过程中一定要全神贯注，注意调动医生本人和病者之神，尤其是补泻过程中，必须"手如握虎"、"心无旁骛"，才能达到最佳的补泻效果。

杨甲三对于刺激程度之强、中、弱也有独特的见解：每日针刺时注意刺激要轻，间日刺激，强度宜中等；

针下不得气时，需强刺激；要气至病所，需施强刺激；急性病需施强刺激。同时还应注意，强刺激时取穴要少。

三、杨甲三配穴经验

1. 五输穴　杨甲三在深入研究五输穴特点的基础上，认为五输穴由于在部位的依次分布和脉气流注的深浅上有着明显的规律，在主治作用上也有共同的规律可循。五输穴的主治特点是：井穴应肝，理气解郁开窍；荥穴应心，清心泻热凉血；输穴应脾，健脾和胃，运化水湿；经穴应肺，宣肺散邪，止咳降气；合穴应肾，调补肾气，和胃降逆。将五输穴的主治作用与五脏病机统一起来。即在经络学说的指导下，通过先定其经，次选其穴，后行补泻的次序，初步形成一种"专病、专经、专穴、专法"的诊治方法，拟订了一套比较完整而系统的五输穴辨证适用程序，具体如下所述。

以十二经病候为主要依据，先确定病变属于哪一经，再进一步认清是外经病变还是内部脏腑病变。外经病的治疗，实证取荥穴用泻法，虚证取输穴用补法。内脏病变，取其相应的五输。如果除本脏腑病变以外，还兼他病病变，加取其相应的五输穴。以心经为例，外经实证泻荥穴少府，虚证补输穴神门。内脏病证取经穴灵道。这种诊治特点是把"经脉所过，主治所及"的取穴治疗原则与五输穴所具有的特定主治作用结合起来，以经脉病证纵向定位，以五输穴的主治横向定位，扩大了五输穴的主治范围，提高了针灸疗效。

2. **头部腧穴**　杨甲三善于运用头部腧穴，强调头部腧穴在治疗脑病、头面五官疾病方面的作用。根据临床病例资料统计分析，头部腧穴的主治规律如下：精神神志疾病，多取神庭、本神、四神聪，配合皮内刺，形成了疗效卓著的"调神针法"，广泛应用于癫痫、精神分裂症、神经衰弱、失眠、健忘等疾病；风证取风池、风府等颈项部腧穴；头顶部腧穴无论外感还是内伤杂症均可应用。

在头部腧穴的补泻方面，杨甲三认为首先是不同腧穴穴性具有偏补或偏泻的作用，且头部腧穴所在皮肉浅薄，故补泻与常法有所不同，皮内刺为补法，是指将针沿头皮约15°刺入头皮内而不穿透；皮下刺为泻法，即按常规将毫针沿头皮约30°刺于头皮与颅骨之间。头项部腧穴组织相对较厚，且多为风阳之邪侵袭所在，故风池、风府等穴当用深刺，得气后采用开提、右捻之泻法，不留针，以使风阳之邪气速去。杨甲三在头部腧穴应用时认为，首先是不同腧穴的穴性具有偏补或偏泻的作用，但补与泻同样重要。他认为皮内刺为补，皮下刺为泻。

3. **原穴配伍**　通过对三焦的研究，杨甲三认为原穴作为三焦原气经过和留止的部位，不仅具有理气祛邪的作用，还具有补虚扶正的功能，在临证中常和其他特定穴配伍应用。归纳为脏腑原穴相配（脏－脏、脏－腑、腑－腑）、原络相配（主客原络相配、本经原络相配）、原俞相配、原合（下合）相配、原募相配等多种方法，有较强的规律性与实用性。如常以太渊透经渠，大陵透内关，太白透公孙理气降逆治疗顽固性呃逆；用太冲配合谷治疗郁怒伤肝出现的手足拘紧或阴虚肝旺所致的头晕目眩等证。对脏腑虚证，原穴和背俞穴配伍功效卓著；对脏腑同病，阳经原穴配阴经合穴或下合穴效果良好。如脾胃不和而致脘腹胀满，呕恶泄泻，可用太白配足三里，健脾和胃、升清降浊；肝气犯胃所致胃脘不适，胸胁窜痛，烦急易怒，可用太冲配足三里，疏肝理气，和胃降逆。

四、杨甲三针灸治验举隅

1. **糖尿病**　杨甲三认为其病复杂，且常伴有多种并发症，不易根治。但可通过治疗减轻症状，控制其合并症的发展。糖尿病的发病原因是脾阴虚，脾阴不足势必引起胃阳燥亢，从而影响到肺肾等功能，出现津液运化升降失常导致口渴善饥等症；体内糖分不能正常吸收利用，反而通过小便排出体外，导致精微散失，脏腑组织失养，并发各种器官的病症，如并发脑病、心脏病、肾病、脉病、末梢神经病、眼底血管病、视网膜病以及皮肤瘙痒、皮肤感染等。他针对这一病变发展的内在规律，在治疗中重点采取补脾阴、清胃燥之法。针灸取穴根据病程的变化，取手足阳明经、足太阴脾经、手太阳小肠经、以及腹部募穴、背俞穴为主，配合中药，能较好地控制病情，使血糖恢复正常。其合并症治疗在此基础上，结合辨病、辨证施治，也能收到较为满意的疗效。

2. **哮喘** 老年性哮喘为临床常见性难治病，病人发病时呼吸困难，出汗多，易感冒，冬季尤甚，缠绵难愈，久则发为肺气肿、肺心病。杨甲三根据其发病规律，针对其虚实并见的特点，在治疗上采取既治其本，又治其标，既治其里，也治其表的方法，既注重发病时的治疗，也根据季节变换适时调理。发病时针灸加中药汤剂，收效甚佳；调理时或单用中药或独施针灸，注重疗效的同时，也方便了病人。

3. **震颤麻痹** 震颤麻痹在现代医学上多属于帕金森病，以进行性运动徐缓、肌肉强直和震颤为主要临床特征。病情发展后期则出现行走困难，生活不能自理。杨甲三认为此病多因肝肾阴亏，气血不足，脑髓失充，筋脉失养，虚风内动所致，日久则顽痰瘀血阻滞经络，发为痼疾。治疗上以补益肝肾，益气养血，填精补髓，化痰通络为主。针灸取穴以头部腧穴及任督经脉、阴阳二跷、足少阴太阳经穴为主，临床疗效较为显著。

4. 中风　杨甲三认为中风的病因病机为肾阴不足，水不涵木，横逆犯脾，化风上逆，或风阳挟痰瘀上扰，阻痹脑络。在治疗上将中风病分为急性期和恢复期两种治疗方案。急性期采用"清上补下法"，即清心肝之阳热于上为主，兼以调肝肾之阴于下。针灸取穴：头部取风池、风府、百会、前顶、后顶、通天；上肢取曲池、支沟、列缺、阳谷、八邪；下肢取足三里、三阴交、昆仑、照海、八风。针刺方法：双侧肢体同取，先针健侧，后取患侧。风池、风府泻法不留针，百会、前顶、后顶、通天皮内刺补法；曲池、阳谷、支沟、昆仑、八邪、八风用泻法；列缺、照海、足三里、三阴交用补法。其特点是重在泻火驱风，兼以补阴。

恢复期的治疗，以"补下清上法"即以补肝肾之阴于下为主，兼以清心肝之阳于上。针灸取穴：头部取风池、风府、百会、前顶、后顶、通天；上肢取曲池、合谷、列缺、腕骨；下肢取足三里、悬钟、太冲、三阴交、昆仑。针刺方法:风池、风府泻法不留针,百会、前顶、后顶、通天皮内刺补法;曲池、合谷、昆仑用泻法;列缺、腕骨、照海、悬钟、足三里、三阴交、太冲用补法。其兼挟症的治疗,多在分期辨证上灵活加减。如属"中风痴呆",则在上述治疗上重用调神针法,即神庭、本神、四神聪、神门针刺用补法。

据上述治疗方法可见其治疗特点如下:①阴经阳经腧穴同时选取。②重视头部腧穴,补泻兼施。在疾病的不同时期,采用不同的治疗方法。体现了辨证论治、整体观念等中医学的理论精华。③不取肩髋关节的腧穴。杨甲三认为中风病位在头而不在肢体,所以肢体取穴只取肘膝关节以下腧穴即可。④兼症加减,用穴精当,配伍灵活。

索 引